PUÉRICULTURE

Docteur Paul Mantel

Pour les Mamans

Guide Médical Pratique

Zech & Fils, Éditeurs

PUÉRICULTURE

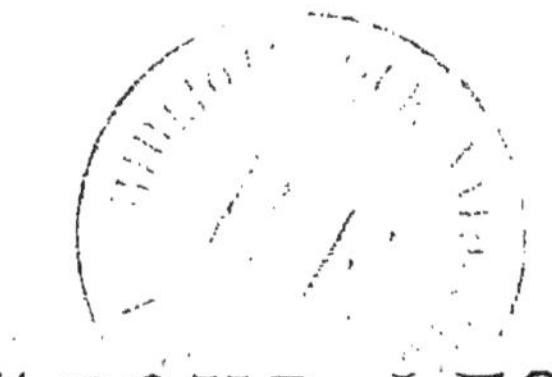

“POUR LES MAMANS”

GUIDE MÉDICAL PRATIQUE

PUÉRICULTURE

"POUR LES MAMANS"

GUIDE MÉDICAL PRATIQUE

PAR

le Docteur Paul MANTEL, de Saint-Omer

ANCIEN INTERNE DES HÔPITAUX DE PARIS,
CHIRURGIEN DE L'HÔPITAL ST-LOUIS,
MEMBRE CORRESPONDANT DE LA SOCIÉTÉ ANATOMIQUE,
DE LA SOCIÉTÉ DE PEDIATRIE
DE LA SOCIÉTÉ D'OBSTÉTRIQUE, DE GYNÉCOLOGIE ET DE PEDIATRIE,
DE LA SOCIÉTÉ MÉDICALE DES HÔPITAUX DE PARIS
MEMBRE CORRESPONDANT
DE L'ACADÉMIE ROYALE DE MÉDECINE ET DE CHIRURGIE
DE BARCELONE
MEMBRE DE L'ASSOCIATION FRANÇAISE DE CHIRURGIE

« Le véritable Médecin de
l'Enfant, c'est sa Mère. »

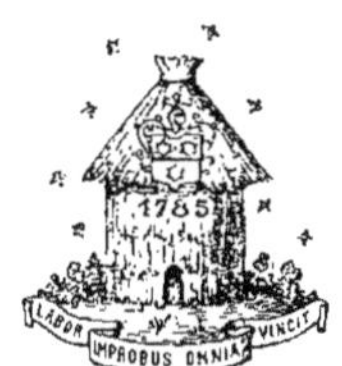

BRAINE-LE-COMTE
(BELGIQUE)
ZECH ET FILS

1906

DU MÊME AUTEUR:

CONTRIBUTION A L'ÉTUDE DE LA TUBERCULOSE INFANTILE : HÉMORRAGIES TUBERCULEUSES D'ORIGINE INTRA-PULMONAIRE CHEZ LES ENFANTS AU-DESSOUS DE SEPT ANS. — *Progrès médical*, 1887.

CONTRIBUTION A L'ÉTUDE DE LA PATHOGÉNIE DE L'HYDRAMNIOS : DE L'INFLUENCE EXERCÉE PAR L'INSERTION INFÉRIEURE DU PLACENTA SUR LA GRANDE QUANTITÉ DE LIQUIDE AMNIOTIQUE CONTENU DANS L'ŒUF HUMAIN. — *Archives de tocologie*, 1888.

KYSTE FŒTAL TUBAIRE AYANT ÉVOLUÉ JUSQU'A TERME ET RETENU PENDANT 14 MOIS. — *Bulletins de la Société anatomique de Paris*, avril 1889.

D'UNE NOUVELLE MANŒUVRE POUR L'ABAISSEMENT D'UN PIED DANS LA PRÉSENTATION DU SIÈGE DÉCOMPLÉTÉ MODE DES FESSES. — *Thèse de Paris*, 1889.

A PROPOS D'UNE OCCIPITO-ILIAQUE-GAUCHE-POSTÉRIEURE. — *Annales de gynécologie et d'obstétrique*, 1889.

HÉMOSTASE PAR SCELLEMENT. — *Arch. provinciales de Chirurgie*, juillet 1904.

DE LA GUÉRISON DE LA CIRRHOSE ATROPHIQUE PAR LES PARACENTÈSES RÉPÉTÉES, ET DE L'INEFFICACITÉ DE LA LAPAROTOMIE SIMPLE. — *Archives provinciales de Chirurgie*, juillet 1904.

PANSEMENT COMPRESSIF DES MOIGNONS ET DU CRANE. — *Archives provinciales de Chirurgie*, juillet 1904.

L'INVERSION UTÉRINE ET SON TRAITEMENT PAR L'APPLICATION DU BALLON DE M. CHAMPETIER DE RIBES. — *Gazette médicale de Paris*, 1904.

UNE NOUVELLE MANŒUVRE DESTINÉE A FACILITER L'EXAMEN MÉDICAL ET LA RECHERCHE DE LA VÉSICULE DANS LES INTERVENTIONS SUR LE FOIE ET LES VOIES BILIAIRES. — *Arch. provinciales de Chirurgie*, novembre 1904.

DEUX CAS DE BRIÈVETÉ DU CORDON OMBILICAL CHEZ LA MÊME FEMME A DEUX ACCOUCHEMENTS CONSÉCUTIFS ET AYANT DÉTERMINÉ UNE PHYSIONOMIE PARTICULIÈRE DE LA PÉRIODE D'EXPULSION. — *Bull. de la Société d'obstétrique, de gyn. et de pédiatrie de Paris*, décembre 1904.

DES ACCIDENTS DÉTERMINÉS CHEZ L'HOMME PAR CERTAINES ESPÈCES D'HIRUDINÉES, 1905. — Chez Zech et Fils, Braine-le-Comte.

UN SIXIÈME CAS D'INVERSION UTÉRINE. — Communication à l'Académie de médecine, juin 1905.

DEUX PLEURÉSIES CHEZ UNE FILLE DE NEUF ANS. — *Archives de médecine des Enfants*, n° 6, juin 1905.

PURPURA EXANTHÉMATIQUE CHEZ UNE FILLETTE DE HUIT ANS. — *Archives de médecine des Enfants*, n° 6, juin 1905.

CRISES CONVULSIVES D'UNE INTENSITÉ EXCEPTIONNELLE CHEZ LES DEUX ENFANTS D'UNE MÊME FEMME, S'ÉTANT PRODUITES DANS DES CONDITIONS IDENTIQUES DÈS LES PREMIERS JOURS DE LA NAISSANCE. — *Revue pratique d'obstétrique et de pédiatrie*, juin 1905.

CARNET SANITAIRE INDIVIDUEL, 1905. — Chez Zech et Fils, Braine-le-Comte.

A MADAME LA COMTESSE DE TOUCHET

CHÈRE MADAME,

En écrivant ce livre, je me suis surtout inspiré de l'admirable instinct des Mères pour défendre leurs Enfants contre la Maladie et la Souffrance.

A votre insu, vous avez été ma principale collaboratrice.

Daignez donc agréer la Dédicace de ce petit livre qui, sous votre bienveillante Egide, ne peut manquer de trouver bon accueil près de toutes les Mamans.

Dr PAUL MANTEL.

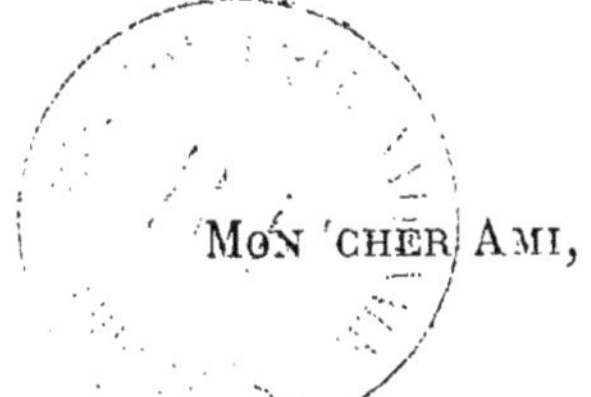

MON CHER AMI,

Vous me demandez un mot d'introduction pour votre ouvrage de Puériculture intitulé « POUR LES MAMANS ».

Ce petit guide médical pratique n'en a nul besoin. Mais je cède à vos instances pour en dire le bien que j'en pense et qu'il mérite.

Je ne répéterai pas, après votre maître Pinard, que les mères se doivent à leurs enfants; car cela est évident. Pour qu'elles accomplissent tout leur devoir, il ne suffit pas qu'elles veuillent, il faut qu'elles sachent.

Vous avez voulu leur donner ce minimum de science qui leur manque trop souvent, et vous avez bien fait. En leur rappelant les notions indispensables de la physiologie et de l'hygiène infantiles, en leur apprenant à se servir du thermomètre, en leur donnant une définition claire de la fièvre dont les enfants sont si souvent atteints, et les moyens de la combattre, en passant en revue les maladies ou malaises qui se rencontrent communément dans le jeune âge (angines, vomissements, diarrhée, constipation, fièvres éruptives), en leur donnant quelques éclaircissements sur la vaccine et les sérums, sur la prophylaxie et la désinfection, sur les maladies des voies respiratoires, sur les maladies nerveuses, la dentition, les vers intestinaux, etc., vous les avez mises en état de faire face aux difficultés de la tâche si complexe qui incombe aux mères de famille.

J'approuve entièrement aussi vos derniers chapitres sur les médicaments et les médications, sur le MÉDECIN DE FAMILLE, hélas en train de disparaître.

Votre CARNET SANITAIRE INDIVIDUEL est également appelé à rendre service aux mères; il est à souhaiter que cette sorte de LIVRET se vulgarise et pénètre de plus en plus dans les mœurs familiales.

En écrivant « POUR LES MAMANS », vous avez donné aux mères de famille un guide médical pratique, dont on vous sera reconnaissant.

Pour ma part, je ne puis que vous en féliciter en recommandant vivement sa lecture et sa diffusion.

DOCTEUR J. COMBY,

Médecin de l'hôpital des Enfants malades.

Paris, le 8 décembre 1905.

INTRODUCTION

Sollicité par un grand nombre de mères de famille de leur fournir un guide pour les soins à donner à leurs Enfants malades, j'ai longtemps hésité.

Tant d'autres plus autorisés par leurs titres, leurs travaux et leur science leur ont déjà donné des ouvrages si excellents, où tout a été dit et bien dit sur les maladies des Enfants et sur les traitements appropriés à ces maladies, que je ne pensais pas pouvoir faire œuvre véritablement utile.

Entraîné malgré moi par l'exemple de mon maître et ami le Pr Pinard, encouragé par son enthousiasme contagieux, désireux de suivre la route qu'il nous a si magistralement tracée, soucieux enfin d'apporter ma modeste contribution au grand œuvre que son amour de l'humanité et son patriotisme édifient pour l'amélioration de la Race, je me suis néanmoins décidé à écrire ce livre que je dédie aux MAMANS.

Résultat de quinze années de pratique journalière et constante de la médecine des Enfants, il a été vécu dans son entier ; tout ce qu'il contient est rigoureusement exact et s'appuie uniquement sur l'observation clinique. Non seulement il renferme tout ce que j'ai acquis d'expérience, mais, et c'est en cela qu'il différera un peu des autres ouvrages de même ordre, il contient encore tout ce que les Mamans m'ont enseigné. C'est que, il faut le dire bien haut, le premier, le véritable, le meilleur médecin de l'ENFANT, c'est la MÈRE : à défaut de science, elle puise dans son amour, dans son admirable instinct, pour dépister le mal, une acuité d'observation qui n'a d'égale que l'ingéniosité remarquable qu'elle déploie pour soulager son petit.

C'est ainsi que toutes ou presque toutes, ont été, à leur insu, mes collaboratrices; et plus d'une parmi celles qui liront ces pages, retrouvera une idée, un conseil, une médication, issus de nos efforts communs pour vaincre la maladie et arracher à la mort ces petits êtres si fragiles et si résistants, à la fois.

Cette caractéristique de l'individualité infantile m'a été un encouragement de plus à entreprendre ce travail. Persuadé qu'il n'existe pas en médecine, de champ de bataille où nous ayons autant de chances de rester victorieux, j'ai voulu mettre entre les mains des Mamans une arme de chevet qui, en attendant l'arrivée du médecin, les aidera à défendre leur bien le plus cher, et même à prendre l'offensive contre le mal. Bien souvent quelques heures de gagnées assureront la victoire.

Soumis plus que tous aux vicissitudes de toutes sortes,

fréquemment et violemment atteints par la maladie à cause de leur fragilité, de leur petit volume, de leur débilité, ils luttent victorieusement et nous secondent puissamment, grâce à l'intégrité de leurs organes respectés par la rouille de la vie, et indemnes des déchéances imprimées par les luttes antérieures, grâce aussi à leur insouciance faite de l'ignorance du danger.

Destiné uniquement aux Mamans, ce livre a été écrit aussi simplement que possible. J'en ai éliminé, chaque fois que je l'ai pu, tous les termes scientifiques, toujours rébarbatifs ; j'en ai en tous cas donné l'explication chaque fois que j'ai été amené à les employer. M'adressant aux mères, j'ai essayé, pour me faire mieux entendre, de parler leur langue ; j'ai tâché d'oublier que j'étais médecin pour rester surtout un narrateur.

Pensant qu'une œuvre didactique ne pouvait être utile aux mères de famille, incapables de se guider à travers les savantes descriptions des meilleurs traités de médecine infantile, je me suis borné à l'étude des phénomènes morbides les plus fréquents, de ceux qu'on rencontre journellement dans la médecine des Enfants et que les Mamans connaissent bien, tels que la fièvre, les vomissements, la diarrhée, etc., etc. J'ai essayé de permettre aux Mamans sinon de faire, du moins de suivre l'opération cérébrale à laquelle se livre le médecin en face de son malade et qui consiste à remonter de la constatation et de l'étude d'un symptôme, de ses modifications et de son association avec d'autres phénomènes morbides, à la découverte de la maladie, c'est-à-dire au diagnostic.

A propos de chacun de ces symptômes, j'indique la médication qui m'a permis d'atténuer le mal ou de le guérir ; j'insiste surtout sur les moyens les plus simples, à la portée de tous; je démontre qu'avec bien des objets familiers et qu'on rencontre partout on peut obtenir déjà quelques résultats. En fait de médicaments, j'estime qu'il faut en être assez sobre et je pense qu'en dehors d'un certain nombre d'entre eux qu'il est toujours utile d'avoir sous la main, les Mamans feront sagement de n'employer les autres qu'après avoir pris l'avis de leur médecin.

Mon but en décrivant les symptômes importants est de mettre la Maman en garde, d'éveiller son attention et sa sollicitude; en indiquant les remèdes appropriés j'espère mettre l'entourage du petit malade et surtout la mère à même de lutter pied à pied, minute à minute avec la maladie : il n'est pas permis à tous d'avoir un médecin toujours près du malade; je voudrais donner à la maman sinon un médecin, au moins un conseiller.

Voici comment j'ai établi le plan de mon Livre :

Après avoir, dans un premier chapitre, sous le titre de « Notions préliminaires de Physiologie et d'Hygiène », indiqué brièvement les caractères de l'enfant bien portant, normal, et tracé les règles d'hygiène les plus importantes, j'ai décrit, dans les chapitres suivants, les symptômes les plus importants et les plus fréquemment observés.

J'ai consacré un chapitre spécial à l'étude de l'instrument indispensable à la maman et au médecin, tout autant que la sonde au navigateur qui s'aventure dans des parages inconnus — c'est-à-dire au Thermomètre médical. Surveiller une maladie sans prendre la température du malade, c'est naviguer sans boussole, et sans sonde : à chaque instant, on risque de toucher un écueil et de sombrer.

J'ai pensé qu'il était utile de réserver le chapitre suivant à l'étude de la Fièvre chez l'enfant. C'est en effet une des notions les plus utiles à acquérir. Son existence ou son absence nous permet d'admettre ou d'éliminer les maladies aiguës. Cette première constatation limite immédiatement le champ des recherches. J'ai joint à ce chapitre des feuilles de températures et quelques courbes typiques qui permettront de se rendre compte que, dans certains cas, la maladie s'inscrit d'elle-même sur la feuille de thermométrie.

J'ai décrit, dans un quatrième chapitre, le traitement de la fièvre, ou pour mieux dire, la manière dont je traite la fièvre : ici, comme partout du reste, je me borne à donner les résultats de ma pratique personnelle. Je n'ai pas la prétention de donner des remèdes nouveaux; mais je conserve celle d'affirmer l'excellence des moyens que je conseille et dont j'ai éprouvé maintes fois l'efficacité.

Je passe ensuite dans les chapitres suivants à l'étude des autres grands symptômes des maladies de l'Enfance tels que les Vomissements, la Diarrhée, la Constipation, les

Convulsions, la Toux, les Maux de gorge, les Eruptions; j'ai réservé un chapitre aux Vers intestinaux, à la Vaccination, et à la Dentition.

Après avoir étudié un certain nombre de médicaments d'un usage courant, ainsi que les médications les plus usuelles, j'ai pensé qu'avant que j'aie pu réaliser le projet de faire pour la chirurgie de l'Enfance ce que je viens d'entreprendre pour la médecine, je pourrais être utile aux mamans en leur donnant quelques rapides conseils pour les blessures et les plaies.

J'ai réservé un chapitre tout spécial et que je n'ai vu aborder par personne sur le choix du médecin, la façon d'être avec celui qu'on a choisi comme directeur de la santé; dans ce chapitre je donne quelques conseils sur la manière de se préparer à la visite médicale.

Enfin les dernières pages de cet ouvrage sont consacrées à l'explication du « *Carnet médical individuel* » que j'annexe à ce livre.

L'avenir me dira si j'ai fait œuvre utile.

CHAPITRE I

NOTIONS PRÉLIMINAIRES DE PHYSIOLOGIE ET D'HYGIÈNE INFANTILES

Physiologie de l'Enfant : Poids. — Taille. — Température. — Circulation. — Respiration. — Selles. — Urines. — Sommeil. — Dentition. — Marche. — Parole. — Puberté.

Hygiène de l'Enfant : Prolongation de la vie intra-utérine. — Dilatation prophylactique du bassin mou. — Examen du nouveau-né. — Alimentation. — Vêtements. — Manière de porter les enfants. — Soins de la bouche, des téguments et des orifices naturels. — Education.

Bien que ces notions de physiologie et d'hygiène se retrouvent partout, j'ai pensé qu'avant d'étudier les modifications apportées dans la santé de l'enfant par la maladie, il était indispensable de donner un court aperçu de ce que doit être un enfant bien portant et de tracer brièvement quelques règles d'hygiène de l'enfance, dont l'inobservance se retrouve sinon comme cause déterminante, au moins comme cause adjuvante dans la plus grande partie des indispositions des enfants.

Physiologie de l'enfant. — La majeure partie des renseignements donnés dans les livres classiques à propos de la physiologie de l'enfance ne sont que des moyennes, des approximations; je suis convaincu, si le « *Carnet sanitaire* » s'implante dans nos mœurs, qu'au bout d'un certain nombre d'années, ces approximations s'approcheront peu à peu de l'exactitude.

La durée moyenne de la vie intra-utérine est de 273 à 280 jours ; on peut dire que tout enfant né avant cette période est un prématuré ; cet état constitue pour le nouveau petit être une infériorité d'autant plus marquée qu'il aura été privé plus tôt des avantages du sein maternel. De même que nous ne sommes pas fixés sur la durée rigoureusement exacte de la grossesse normale, de même nous ne possédons aucun signe exact qui nous permette d'affirmer qu'un enfant est né à terme : de la réunion des différents signes que je vais énumérer il résulte une quasi certitude, mais pas plus.

Taille. — La taille d'un enfant à terme est, en général, de 0.50 centimètres. Ce chiffre est loin d'être admis par tout le monde : on a indiqué comme limites extrêmes 43.7 et 0.58 centimètres; les garçons sont proportionnellement plus longs que les filles. L'accroissement de la taille est tel qu'à l'âge de 5 ans, celle-ci a doublé, et l'enfant mesure 1 mètre; pour arriver à 1 mètre 50, il lui faudra atteindre sa quinzième année.

Il est inutile d'insister sur les multiples exceptions à cette règle.

Poids. — Le poids est sujet à des variations bien plus considérables encore. On considère que 3000 gr. est le poids moyen d'un enfant dans de bonnes conditions : il y a certainement un bien plus grand nombre d'enfants du poids de 2500 gr. Ici encore la balance penche en faveur des garçons.

Quel que soit le poids de naissance, ce poids diminue toujours pendant les 2 ou 3 premiers jours, pour redevenir identique à celui de la naissance, vers le 8e jour. A partir de ce moment, l'enfant dont l'alimentation et l'assimilation sont normales augmente dans les proportions suivantes :

25 grammes	par	jour	pendant	le	1er	mois
25	—	—	—	—	2^{e}	—
25	—	—	—	—	3^{e}	—
25	—	—	—	—	4^{e}	—
15	—	—	—	—	5^{e}	—
15	—	—	—	—	6^{e}	—

A 6 mois l'enfant a environ doublé de poids ; à 1 an le poids est triple.

Trois, six, neuf sont des chiffres qui se retiendront facilement et donneront une approximation suffisante.

A 2 ans, le poids moyen est de 12 kilog.

En dehors de la durée de la grossesse, de la taille de l'enfant, de son poids on a cité les signes suivants comme caractéristiques de l'enfant à terme :

Les ongles des mains dépassent l'extrémité de la pulpe des doigts ; ceux des orteils affleurent le bord cutané ; les cheveux mesurent 2 à 3 centimètres ; enfin chez les garçons, les testicules sont descendus dans les bourses.

Je n'ai pas à m'occuper ici d'autres détails purement anatomiques.

Température. — La température de l'enfant, ainsi que nous le verrons dans un chapitre spécial, varie entre 36° et 37°. Le chiffre de 37°2, qui peut être exact pour le nouveau-né, est certainement trop élevé pour l'enfant dans les premières années de son existence.

Pouls. — De 140 à 160 pendant la vie intra-utérine,

les pulsations restent encore fréquentes pendant les premiers temps de la vie; elles varient de 110 à 120 : un rien les modifie.

Respiration. — Comme les pulsations, les mouvements respiratoires de l'enfant pendant les premiers mois sont beaucoup plus fréquents que chez l'adulte : on en compte 40 à 60 par minute, soit le double et même le triple que chez l'adulte.

Il est à remarquer que la respiration comprend deux mouvements : l'un, appelé inspiration, fait pénétrer l'air dans la poitrine; l'autre, appelé expiration, l'en chasse. Chaque respiration comprend ces deux mouvements.

J'appelle l'attention des mamans sur un point particulier sur lequel on n'insiste pas beaucoup, me semble-t-il, et qui peut avoir son importance : les enfants, quel que soit leur sexe, ont la respiration abdominale, ou tout au moins costo-inférieure : c'est-à-dire que les muscles de l'abdomen jouent un grand rôle dans l'acte respiratoire. Chez les adultes et après la puberté, le mode respiratoire se modifie : les garçons conservent le mode costo-inférieur ou abdominal, les filles ont le mode costo-supérieur. Cette différence est incontestablement liée à la future fonction de la maternité : la présence du fœtus dans l'abdomen devant gêner considérablement la respiration si celle-ci continuait à se faire par le jeu des muscles abdominaux.

Selles. — Les selles de l'enfant, pendant les premiers jours, présentent les caractères suivants : à la naissance, elles sont constituées par une espèce de bouillie liquide, gluante, épaisse, vert noirâtre, comparable au savon noir, et appelée méconium. Au bout de trois jours environ l'enfant s'en est débarrassé; pendant 24 à 36 heures le méconium est rendu mélangé au lait et à partir de ce moment les selles revêtent un aspect tout particulier que les mamans apprécient très bien : elles sont constituées par une masse assez homogène, comme une bouillie d'une belle couleur jaune d'or qu'on a assez justement comparé aux œufs brouillés. J'ai observé deux cas très intéressants de modifications des selles après la naissance consistant au retour de l'aspect du méconium et coïncidant avec une crise véritablement effrayante de convulsions, crise qui a cédé à la réapparition des selles normales sous l'influence d'une alimentation au sein.

Chez le nouveau-né, les selles sont au nombre de 2 à 4 par 24 heures. Vers l'âge de 3 mois elles ne sont plus que de 1 à 3, pour être enfin quotidiennes. Chaque fois qu'elles dépassent ce taux l'enfant a de la diarrhée. Nous étudierons en détail cette terrible affection qui décime les enfants. Pour être moins redoutable la constipation présente également ses dangers.

Urines. — Faible dans les premiers jours de la vie, la quantité d'urines augmente rapidement. Certains enfants n'urinent pas du tout pendant les premières 36 heures : j'ai observé le fait assez souvent, et je le pense plus fréquent chez les petites filles. Il n'y a pas lieu de s'en inquiéter et il faut surtout ne pas songer à pratiquer le catéthérisme.

Les urines ne tardent pas à devenir proportionnellement plus copieuses que chez les adultes, tout en présentant une densité moindre.

La nuction et la défécation, c'est ainsi qu'on appelle les deux fonctions que je viens d'étudier, préexistent à la naissance : l'examen du liquide contenu dans l'œuf humain démontre péremptoirement la présence de l'urine et du méconium au sein de ce liquide.

Sommeil. — L'enfant nouveau-né bien portant dort beaucoup : les périodes de veille sont très courtes chez lui. Les éléments nerveux incomplètement constitués ne sont capables d'emmagasiner qu'une somme minime d'énergie : celle-ci est tout de suite épuisée et demande à se suspendre. On a noté que pendant le 1er mois l'enfant ne restait éveillé qu'environ 2 heures : il ne se réveille guère que pour boire et, si on ne le dérange pas, et qu'il se porte bien, il se rendort presque aussitôt. Dès le 2e mois, cette période de veille atteint 6 heures, 8 heures à 6 mois. Jusqu'à 20 mois l'enfant a 10 heures de sommeil ininterrompu pour ainsi dire, et fait un somme d'environ 2 heures dans la journée. A 3 ans, la majorité des enfants ne dort plus pendant le jour.

Dentition. — J'ai réservé un tableau très complet de la dentition dans le « *Carnet sanitaire* »; je ne ferai ici que les énumérer très brièvement. Il existe deux dentitions : une première, destinée à disparaître, comporte l'éruption de 20 dents qu'on a appelées dents de lait ou dents caduques; cette dentition commence vers l'âge de 6 mois et s'achève à 16 mois.

La deuxième dentition, composée de dents permanentes, commence à l'âge de 5 ans par les premières grosses molaires, et s'achève après l'éruption de la dent de sagesse, vers 18 ans.

Marche. —Les enfants commencent à marcher à des dates extrêmement variables : quelques-uns sont précoces, trop précoces. Les mamans sont fières de pouvoir dire que leur bébé a marché avant 10 mois : outre que cela ne se présente pas très souvent (je l'ai néanmoins observé chez les petites filles peu lourdes), cela présente des inconvénients : les os ne sont pas assez solides pour porter l'enfant, sans se courber. On peut dire qu'un enfant bien portant peut marcher à 1 an. S'il ne marche pas à 2 ans, c'est qu'il est malade. A 18 mois tout enfant normal doit marcher.

Parole. — En général les bébés émettent les premières syllabes articulées entre 9 et 10 mois : parfois beaucoup plus tard. J'ai vu des mamans m'apporter des enfants de 2 ans qui ne parlaient pas encore. Je les ai toujours rassurées après avoir constaté qu'il n'existait pas de surdité; les bébés se sont rattrappés plus tard.

J'ai observé attentivement comment les enfants parlaient, et j'ai constaté qu'à l'aide d'un très petit nombre de syllabes, toujours les mêmes, ils arrivaient à se faire comprendre. La première syllabe apprise et articulée est « papa ». Ce mot que le bébé a plaisir à répéter s'adresse bien entendu à son père mais ne tarde pas, par extension, à s'appliquer à tout ce qui appartient à son père, depuis son chapeau jusqu'à sa canne, puis à tout ce qui est homme : sur les images et dans la rue.

Une deuxième syllabe que l'enfant s'approprie très vite est « dada » c'est le cheval, la voiture, la promenade, tout ce qui lui sert pour sortir : capeline, bottines, etc. Si bien qu'en très peu de temps en possession d'une dizaine de syllabes, il désigne une série d'objets de nature très diverse et se fait comprendre : peu à peu il meuble ces cases et nous surprend, par la richesse de son vocabulaire.

Puberté. — Je ne veux pas terminer ce chapitre de physiologie infantile sans parler de la puberté. Certes, je n'ai pas la prétention d'attirer l'attention des mamans sur cette intéressante période de la vie de leur fillette. Elles savent par expérience à quel âge cette nouvelle fonction, qui va faire de la jeune fillette une femme, s'établit en général; la date en est très variable suivant les contrées, les conditions sociales et même les influences héréditaires. Si j'ai écrit ce mot c'est pour appeler l'attention sur les modifications qui se produisent chez les petits garçons, et qui nécessitent certaines précautions. Pour être moins marqués que chez les petites filles les phénomènes de la puberté existent chez les petits garçons. La modification de la voix, celle de la forme du corps, le développement du système pileux sont les principaux phénomènes physiques ; le moral lui-même s'en ressent : le travail fatigue davantage, le caractère est plus inégal. Tout comme chez la petite fille, cette période nécessite chez le petit garçon des soins particuliers.

Hygiène de l'enfant. — Je n'insisterai que très peu sur ce point qui a été traité par le Pr Pinard (1) de telle façon qu'il n'y a qu'à conseiller aux mamans d'apprendre par cœur ce véritable catéchisme de l'hygiène du nouveau-né.

Nous avons vu combien il était important d'assurer au fœtus la durée intégrale de la vie intra-utérine. Il nous faut donc joindre nos efforts à ceux du grand patriote et du grand savant pour obtenir qu'on permette aux mères de se reposer pendant une partie de leur grossesse. M. Pinard a surabondamment démontré que cette simple précaution faisait naître des enfants plus gros, plus solides, plus capables de résister aux maladies ; un temps viendra où l'on écrira une hygiène du fœtus tout comme on écrit celle de l'enfant.

Pour mon compte, je voudrais qu'on prît, au moment de la naissance, l'habitude de soustraire l'enfant aux troubles mécaniques qui résultent pour lui de la période d'expulsion. Je ne m'explique pas comment on n'a pas encore

---

(1) *La Puériculture du premier âge*, 1904. Chez Armand Colin.

érigé en règle absolue que chez toute primipare, il est indispensable de faire la dilatation préalable des parties molles, à l'aide du Ballon Champelier de Ribes.

Je reviendrai sur ce point dans un travail en partie ébauché, pour démontrer que cette pratique, sans danger pour la mère, ne peut qu'être avantageuse pour l'enfant qui va naître. Il suffit d'observer la déformation subie par la tête d'un gros enfant de primipare, pour être convaincu que la compression qui a amené cette déformation peut ne pas être sans inconvénient sur les fonctions cérébrales de cet enfant.

Je note en passant, qu'il est utile de ne pas sectionner le cordon ombilical immédiatement après la sortie du fœtus; il faut attendre que les battements aient cessé dans les vaisseaux ombilicaux de façon à permettre au bébé de profiter jusqu'à la dernière goutte du sang placentaire.

Une fois l'enfant détaché de sa mère, baigné, lavé soigneusement, il faut, avant de le vêtir, procéder à un examen minutieux du petit être. On examinera la bouche afin de s'assurer qu'il n'existe pas de malformation du palais et du voile. On recherchera au niveau des orifices de l'ombilic, des aines s'il n'y a pas de hernie ni même de prédispositions. Si ces orifices paraissent un peu plus larges qu'ils ne doivent être, il sera prudent d'y exercer une certaine pression, car sous l'influence des cris, qui ne vont pas tarder à se produire, la hernie pourrait se faire ou s'accentuer. En y remédiant dès le premier jour on a toutes les chances de guérir celles qui existent et d'empêcher celles qui auraient tendance à se produire.

Il ne faut pas oublier d'examiner les orifices naturels qui peuvent être le siège d'imperforations, de malformations qu'il faudra immédiatement montrer au médecin.

Les pieds, les mains, les membres feront également l'objet d'un examen spécial. Les pieds-bots traités de suite par certains bandages peuvent être utilement améliorés, atténués, sinon guéris.

Je n'entrerai dans aucun détail relatif à l'habillement; j'insisterai seulement sur la nécessité, étant donné le mode respiratoire des enfants, de leur comprimer le moins possible la base de la poitrine et le haut de l'abdomen, et sur les précautions à prendre contre le refroidissement : le petit volume des enfants fait qu'ils tendent à prendre la température ambiante et à se refroidir.

Pour l'alimentation, il n'y a qu'à s'en rapporter à l'admirable livre du Pr Pinard. J'ajouterai que je n'ai jamais eu l'occasion de constater les mauvais effets du lait stérilisé. On lui a reproché bien des méfaits dont j'estime qu'il est innocent, et certes, à défaut du lait maternel, c'est au lait stérilisé que je n'hésite pas à donner la préférence. J'insiste pour que cette stérilisation soit faite toujours par la mère.

Si, par l'alimentation, nous sommes à même de faire augmenter le poids des enfants, il n'en est pas de même de la taille. A mon avis, on ne se préoccupe pas assez de cette question et je suis certain toutefois que nous pouvons, dans une certaine mesure, augmenter un peu cette taille.

Pour y arriver, je conseille deux procédés : tout d'abord introduire dans le régime de l'enfant une notable proportion de phosphates. Ce n'est pas dans les préparations pharmaceutiques qu'il faut chercher ces phosphates, mais bien dans les céréales : le pain, les décoctions de riz, de blé, d'orge, d'avoine, etc., et dans le pain complet.

D'autre part, j'estime qu'on a la fâcheuse habitude d'asseoir trop tôt et trop longtemps les jeunes enfants : je ne peux que protester contre toutes les chaises dans lesquelles on ligotte les enfants. Je ne connais rien de déplorable et de navrant comme de voir ces malheureux bébés généralement basculés, tordus, dans leur chaise malgré la serviette qui les rattache ou croit les rattacher au dossier. A mon avis, les enfants doivent être mis par terre sur une peau de mouton ou un tapis un peu moelleux, sur lesquels on les laisse se rouler, se traîner à leur guise jusqu'à ce qu'ils parviennent d'eux-mêmes à s'asseoir et à se tenir assis, par leurs propres moyens. Pas de chaises jusqu'à ce moment : jusqu'alors ils doivent être ou couchés dans leur berceau ou couchés par terre.

Dès qu'ils grandissent il sera bon de les habituer à se suspendre et plus tard à faire une gymnastique appropriée sur l'échelle.

Il est une mauvaise habitude contre laquelle il est utile de protester; c'est celle de porter les enfants sur un même bras. Combien de mamans ou de bonnes surtout qui font leurs menus travaux avec le bébé installé sur leur bras gauche. Au bout d'un certain temps les deux jambes du bébé, serrées toujours dans la même position contre le corps de la personne qui le porte, se dévient : les jambes sont déjetées sur les cuisses, les pieds sur les jambes, et quand ils commencent à marcher, les pauvres petits sont bien empêchés et présentent la même déviation pour laquelle j'ai été consulté bien souvent. Heureusement il suffit de ne plus porter les enfants ou de les porter du côté opposé et de faire renforcer la semelle de leurs petits souliers de façon à corriger la mauvaise direction. C'est l'affaire de quelques semaines si l'enfant n'est pas entaché de rachitisme.

Je ne saurais trop recommander d'éviter de laisser séjourner les enfants dans une pièce où l'on fume. La fumée de tabac peut intoxiquer les enfants surtout les tout petits : j'ai été à même d'observer de véritables empoisonnements. Il n'est guère meilleur de les laisser à la cuisine : les gaz de la combustion de charbon leur sont funestes. Chaque fois que la chose est réalisable, les enfants doivent avoir leur pièce à eux, la nursery d'où on exclue impitoyablement le tabac et le reste.

Il est de bonne précaution de vérifier chaque jour les selles des enfants : le plus souvent cet examen permettra d'intervenir à temps pour empêcher une maladie : la décoloration des selles, leur couleur mastic, s'accompagne d'une odeur infecte signe d'un début d'intoxication et d'une insuffisance hépatique. Un purgatif, quelques doses de benzonaphtol mettront bon ordre à ce désordre passager et éviteront neuf fois sur dix des accidents plus sérieux.

Les habitudes d'hygiène se sont tellement répandues depuis un certain nombre d'années qu'il me paraît inutile d'insister sur les points principaux ; il est cependant certains faits que j'ai observés et que je n'ai vus signalés nulle part et sur lesquels je crois bon d'appeler l'attention.

Il est admis par tout le monde que l'œuf est un aliment excellent pour tout le monde et notamment pour les enfants de tout âge. C'est exact à la condition d'ajouter que cet œuf sera absolument « *frais* » et qu'il sera très peu cuit et même cru.

On ne se rend pas compte que l'œuf peut s'altérer et je crois qu'il sera prudent de proscrire de l'alimentation des enfants, des petits surtout, l'œuf « *conservé* ». Je ne serais pas surpris que dans ces faits d'empoisonnements par certains gâteaux, les œufs aient leur part de responsabilité.

J'ai constaté un grand nombre d'intoxications passagères, mais parfois dramatiques (convulsions, vomissement, diarrhée, fièvre même) déterminées par les œufs soi-disant frais. Parmi ma clientèle infantile, j'ai toujours un certain nombre de bébés réfractaires aux œufs même pondus du jour.

L'un d'entre eux présente une éruption chaque fois que sa mère essaie d'introduire les œufs dans son alimentation. Ni elle ni moi n'y voulions croire au début : nous avons été forcés de nous rendre à l'évidence.

Il est deux autres produits alimentaires que je veux signaler aux mamans comme susceptibles de déterminer des indigestions très sérieuses, graves même : ce sont les gâteaux contenant les raisins de Corinthe et les petits pois frais ou conservés. Il ne se passe pas de mois où je n'aie l'occasion de constater les méfaits de ces produits; voici ce qui se passe : les enfants mâchent peu ou mal; raisins et petits pois sont avalés sans que l'enveloppe ait été ouverte. Arrivés dans l'estomac et dans l'intestin, ils se gonflent par endosmose et prennent un volume considérable. On ne s'imagine pas l'état de souffrance de ces pauvres bébés, et on ne soupçonne pas la gravité de leur état jusqu'à ce qu'un lavement purgatif et une purgation aient débarrassé le tube digestif. Il suffira d'examiner les selles pour comprendre le danger de cette ingestion.

En terminant ce chapitre, j'appelle toute l'attention des mamans sur la nécessité absolue de priver leurs enfants le plus longtemps possible de vin et d'autres boissons alcooliques; je ne saurais trop recommander de ne pas abuser de la viande, qu'il ne faut guère donner aux enfants avant 2 ans révolus, et qui ne leur sera permise qu'une fois par jour jusqu'à ce qu'ils soient grandelets.

Veillez à ce que vos enfants mangent lentement, mâchent consciencieusement leurs aliments, et boivent le moins possible; la dilatation de l'estomac est très vite réalisée chez les enfants et devient l'origine, par les fermentations toxiques qu'elle favorise, d'une série de maladies sérieuses.

Il sera très avantageux de soigner très attentivement les dents des enfants. Ces organes, en s'altérant, font prospérer dans la bouche une flore microbienne qui n'est pas sans dangers. J'estime qu'après chaque repas, ou tout au moins après le plus important et qui aura comporté de la viande, il sera sage de faire brosser les dents, et rincer la bouche avec de l'eau bouillie tiède, additionnée de quelques gouttes d'alcool de menthe.

Profitez de ces lavages quotidiens pour enseigner aux enfants à se gargariser : ce sera un véritable jeu; et quand, à propos d'un mal de gorge, cette pratique deviendra nécessaire, on l'obtiendra sans lutte.

Habituez également les enfants à tirer la langue et à montrer leur gorge. Ce ne sera pas du temps perdu.

S'il est rationnel de soigner la bouche et les dents des enfants il l'est tout autant de soigner les téguments.

Un grand bain savonneux tiède sera donné chaque semaine au moins; en général les enfants aiment beaucoup ce grand bain. Certains tout petits ne s'y habituent pas tout de suite, et chez certains enfants on a presque dû y renoncer en raison des cris et des scènes d'épouvante. Un excellent moyen de vaincre cette peur consiste à mettre les enfants dans l'eau avec leur chemise de nuit; neuf fois sur dix l'appréhension disparaît et pour peu qu'on mette dans la baignoire quelques joujoux, l'enfant sera le premier à réclamer son bain.

J'appelle toute l'attention des mamans sur les soins minutieux qu'elles doivent apporter à la toilette des cavités naturelles ; importants pour la cavité buccale, ils le sont également pour le nez, les oreilles, les yeux, l'anus et la vulve chez les petites filles.

Ne vous servez « *jamais* » d'éponges ; j'ai fait une guerre à outrance à cet ustensile de toilette qu'il est matériellement impossible de conserver propre. Remplacez l'éponge par la main en tissu pelucheux ou par la serviette simple ou la serviette éponge.

Quel que soit celui de ces objets auquel vous donnerez la préférence, il est indispensable, ou bien d'en prendre un propre tous les jours ou bien de faire bouillir l'objet tous les jours, soit avant soit après la toilette.

A la moindre apparition d'une rougeur ou de cette sorte d'eczéma sec qu'on appelle des dartres et qui sont le résultat d'un manque d'asepsie dans les ustensiles de toilette, faites bouillir vos tissus-éponges dans la liqueur de Van Swieten, n'employez pour les lavages que de l'eau bouillie, très chaude, dans laquelle vous aurez mis une petite quantité d'amidon cuit.

J'insiste tout particulièment sur la toilette des organes génitaux des petits garçons et des petites filles, — et j'en profite pour conseiller aux mamans et aux grandes sœurs de ne jamais prendre les enfants dans leur lit. Presque tous les écoulements que j'ai observés chez les petites filles, et même chez les petits garçons reconnaissent pour cause cette funeste habitude.

Je ne veux pas terminer ce chapitre sans dire un mot de l'instruction et de l'éducation des enfants.

Chaque fois que la chose sera possible, et aussi longtemps que vous le pourrez, gardez vos enfants près de vous, et faites les instruire à domicile. Rien ne remplace la vie de famille ; nulle part la santé physique et morale des enfants ne peut y être mieux surveillée.

Souvenez-vous que toutes les maladies de l'enfance se contractent la plupart du temps en classe, malgré les très grands progrès réalisés à cet égard par tous les chefs d'établissements d'éducation. Il est presque impossible de garer ses enfants contre certaines maladies contagieuses, comme la Rougeole, la Coqueluche notamment qui sont contagieuses à un moment où l'on ne peut encore se douter de leur existence.

Si vous êtes en « *droit* » d'exiger du chef de l'établissement auquel vous avez confié l'instruction et l'éducation de votre enfant, d'être prévenu de l'existence d'une maladie contagieuse, vous avez à votre tour « *le devoir* » de ne pas laisser aller en classe un enfant dont l'état de santé vous paraît un peu suspect.

A ce propos, je tiens à protester contre une pratique que j'ai été à même d'observer plusieurs fois avec indignation d'ailleurs, et qui consiste à renvoyer dans sa famille un enfant malade, atteint par exemple d'une rougeole ou d'une scarlatine graves.

Tout établissement d'éducation devrait être forcé d'installer une sorte d'« *infirmerie d'isolement* » où, à l'aide d'un personnel spécial, on pourrait soigner n'importe quelle maladie sur la demande des parents.

CHAPITRE II

LE THERMOMÈTRE MÉDICAL. — LA TEMPÉRATURE CHEZ LES ENFANTS. — LES AUTRES THERMOMÈTRES.

Nécessité de posséder un thermomètre médical. — Désinfection du thermomètre. — Choix de l'instrument. — Description du thermomètre. — Manière de s'en servir. — La température de l'enfant. — Thermomètre d'appartement. — Thermomètre de bains.

Le thermomètre médical est un instrument indispensable à toute maman qui veut s'occuper sérieusement de la santé de ses enfants.

C'est le seul moyen de constater si l'enfant a de la fièvre ou non, quelle est l'intensité de cette fièvre ; c'est un précieux renseignement à fournir au médecin, si on est obligé de le faire appeler.

Pourquoi avoir un thermomètre puisque le Docteur a toujours le sien en poche?

D'abord, comme je viens de le dire, parce que bien souvent on aura besoin d'y avoir recours avant même d'avoir fait demander le médecin; et surtout parce que votre médecin, s'il est un peu soucieux des idées actuelles sur la transmissibilité des maladies, refusera de se servir du sien.

Il est admis en effet que le thermomètre médical peut être un agent transmetteur de contamination. On se contente de l'essuyer, parfois de le laver à l'alcool ou à l'eau de Cologne ou avec des solutions antiseptiques. Ces procédés sont évidemment inefficaces et l'on en a eu malheureusement des preuves certaines. Il faudrait pouvoir stériliser le thermomètre après s'en être servi ; mais la température du malade variant de 35 à 42 degrés les thermomètres sont construits en conséquence : il ne peut être question de le flamber, ni de le mettre dans l'eau bouillante ; il éclaterait immédiatement sous l'influence de la dilatation du mercure.

On peut arriver à une désinfection approximative en l'immergeant dans certains liquides antiseptiques concentrés, tels que des solutions fortes de sublimé corrosif ou d'acide phénique ; le moyen n'est pas absolument certain, et le thermomètre le supporte assez mal.

Je conseille, lorsque le thermomètre a servi à un malade atteint d'une maladie contagieuse de le plonger vivement dans l'acide nitrique pur. Pour que cela soit possible, il faut choisir un thermomètre tout en verre : ce sont d'ailleurs ceux que je conseille à l'exclusion des autres.

Un Américain, Denny, propose, pour obtenir la désinfection de l'instrument, de saturer un tampon d'ouate placé au fond de l'étui thermométrique, avec deux ou trois gouttes de solution forte de formoldéhyde à 40 pour 100. D'après les expériences qu'il a faites, il semble démontré qu'après trois ou quatre semaines, la dose de formoldéhyde restait suffisante pour détruire en 5 ou 20 minutes le bacille de Lœffler (diphtérie), celui d'Eberth (fièvre typhoïde), le staphylacoque pyogène et toutes les bactéries de la bouche.

La formoline peut être renouvelée tous les quinze jours : on peut estimer à l'odeur, le moment où il est nécessaire de renouveler la dose. Si l'on était amené, avec un thermomètre soumis à ce traitement, à prendre la température dans la cavité buccale, il faudrait laver l'instrument, pour le débarrasser de la saveur très désagréable de la formoline.

Un pharmacien de Paris, M. Bardy, paraît avoir résolu le problème de la désinfection des thermomètres cliniques, en leur adaptant une ampoule qui permet au mercure de s'y réfugier pendant le séjour de l'instrument dans l'autoclave. Ainsi modifié, le thermomètre de M. Bardy peut supporter des températures de 125 à 150 degrés.

Choix de l'instrument. — Point n'est besoin d'un instrument de précision absolue. Quand on ne regarde pas à la dépense, il est évident que ces instruments sont préférables ; mais, il faut bien le dire, le thermomètre se casse avec une facilité désespérante, et je sais certaines mamans qui en font une consommation véritablement ruineuse.

Donc, achetez un thermomètre de valeur moyenne, de façon à ne pas trop regretter la casse et à ne pas hésiter à le remplacer.

Les thermomètres, même ceux dits de précision, sont bien rarement rigoureusement exacts, et il arrive bien souvent qu'on constate, en les comparant entre eux, des différences de quelques dixièmes de degré : cela n'a guère d'importance ainsi que je l'expliquerai tout à l'heure.

De la prise de la température. — Voilà donc la

maman en possession de son thermomètre médical ; il faut qu'elle apprenne à le connaître. A l'heure actuelle, cette pratique est tellement entrée dans les habitudes que je me demande s'il est bien nécessaire d'insister sur ce point. Comme je rencontre encore quelques personnes qui n'ont point l'habitude de s'en servir, je crois cependant être utile en disant comment est fait cet instrument et comment on doit l'employer.

Le thermomètre médical doit être un thermomètre à maxima ; c'est-à-dire que la colonne de mercure arrivée à la plus haute température qu'elle doit enregistrer, s'arrête et ne redescend pas spontanément : ce qui permet de lire à l'aise, en prenant son temps, le degré indiqué par la colonne mercurielle.

Ce thermomètre, destiné à indiquer les températures du corps humain, ne comporte qu'une graduation restreinte : il ne comporte guère qu'une dizaine de degrés de 34° à 44° centigrades.

Les températures extrêmes notées chez l'homme, ne dépassent pas ces limites. 35 degrés constituent ce qu'on appelle de l'hypothermie et ne s'observent guère que dans les affections cholériformes. Les températures de 42° à 43°, si tant est qu'elles aient été observées, sont des températures agoniques, et ont été parfois observées quelques instants après la mort, dans certains cas de tétanos par exemple.

L'espace réservé sur l'échelle entre les degrés, est beaucoup plus grand que sur les thermomètres ordinaires et cet espace est divisé lui-même en dix parties, soit dix dixièmes de degré, et chaque partie est, à son tour, divisée en deux, par un trait plus apparent, indiquant les demi-degrés.

Le mercure est contenu dans une cuvette proportionnellement très grande, de façon à être influencé facilement par la température du corps. Le tube est très petit, et, comme la colonne est, dans ces conditions, un peu difficile à suivre des yeux, on y a adapté un système qui grossit la colonne et permet une lecture plus facile. Il faut un certain temps pour s'habituer à trouver la position la plus favorable pour lire son thermomètre.

Sur tous les thermomètres, il y a au chiffre 37° une raie rouge, qui a la prétention d'indiquer que c'est la température physiologique du corps humain ; nous verrons tout à l'heure ce qu'il faut en penser.

Généralement les thermomètres sont enfermés dans un tube métallique qui les protège (et ce n'est pas du luxe) et dans lequel ils s'enserrent ou se vissent. J'ai déjà dit qu'il était préférable de choisir un thermomètre en verre : c'est donc à ceux en étui qu'il faut donner la préférence.

Maintenant que nous avons fait connaissance avec le thermomètre, voyons comment nous devons nous en servir.

Nous avons dit plus haut que l'exactitude rigoureuse de l'instrument, tout en étant désirable, n'était pas indispensable. C'est qu'en effet, ce que doit nous indiquer notre thermomètre, c'est une comparaison entre la température à l'état de santé et la température pendant la maladie.

Il faut prendre la température de l'enfant « *quand il est bien portant* ». Profitant d'une de ces périodes pendant lesquelles on est certain du parfait état de la santé, on prendra, matin et soir, régulièrement, pendant quelques jours, et cela à plusieurs reprises différentes, la température de l'enfant et on la notera avec soin soit dans la mémoire, soit sur un livret, ou mieux sur le « *Carnet médical* » de l'enfant.

Pour prendre la température du corps, il faut mettre le thermomètre en contact avec ce corps.

Il existe différents procédés d'obtenir ce contact qui varient d'ailleurs avec l'âge de l'enfant et les habitudes du médecin.

On conseille, dans les livres de médecine, de placer le thermomètre dans l'aisselle, et dans presque toutes les observations, on parle de température axillaire.

Ce n'est point, à mon avis, la région du corps la plus favorable, au moins chez les enfants.

Il faut d'ailleurs tout de suite faire une distinction importante : on peut prendre la température centrale, ou la température périphérique.

La température centrale s'obtient en introduisant le thermomètre soit dans la bouche, sous la langue, soit dans l'anus.

La température périphérique s'obtient en mettant le thermomètre soit dans l'aisselle, c'est le moyen le plus employé, soit dans l'aine, soit même directement contre la peau en un point quelconque du corps.

Ce dernier procédé n'est pas à recommander pour les cas ordinaires; il peut devenir indispensable lorsqu'il est nécessaire de prendre la température locale; il nécessite certains dispositifs et manœuvres spéciales : ceci regarde le médecin et n'est plus de la compétence de la maman.

La température centrale doit être également réservée pour les cas spéciaux et doit être confiée au médecin.

Où mettrons-nous donc le thermomètre de préférence?

Je déconseille absolument de prendre la température dans la bouche chez les jeunes enfants. Je n'ai pas besoin d'insister sur l'inconvénient sérieux résultant du bris du thermomètre dans la cavité buccale. Je conseille, au contraire, chez les enfants très jeunes, d'introduire le thermomètre dans l'anus, de prendre, comme on l'appelle, la température rectale.

Chez les enfants plus âgés et raisonnables on peut indifféremment mettre le thermomètre dans l'une ou l'autre aisselle ou bien dans l'une des deux régions inguinales.

Je prends presque toujours la température de mes petits malades dans la région inguinale. Cette région me paraît beaucoup plus accessible que la région axillaire ; il suffit de relever les couvertures, de soulever la chemise ou même les jupons ; tandis que pour placer le thermomètre convenablement dans l'aisselle il faut presque déshabiller l'enfant à cause des manches des différents vêtements, parfois un peu plus serrées qu'il ne faudrait. C'est une perte de temps, une cause d'agacement pour le petit malade qui n'a que trop de raisons de ne pas faire gracieux accueil au médecin ; sans compter la possibilité d'un refroidissement, si le corps du petit malade est moite ou que la chambre n'est pas très chaude.

Pour toutes ces raisons, je conseille donc de mettre le thermomètre dans l'aine ou plus exactement dans le pli génito-crural, entre les bourses et la cuisse chez les petits garçons, entre la grande lèvre et la cuisse chez les petites filles. Ce pli reçoit admirablement la cuvette du thermomètre, beaucoup mieux que le creux de l'aisselle du reste ; il suffit alors de faire croiser les jambes de l'enfant et d'attendre.

Qu'on ait mis le thermomètre dans l'aine ou dans l'aisselle, il faut s'assurer que la cuvette de l'instrument est bien entièrement en contact avec la peau et entourée par les parties voisines. Sans cette précaution, on s'exposerait à prendre la température du drap ou des vêtements.

Voici donc notre thermomètre en place, l'enfant est calme, on lui maintient le bras ou la jambe, suivant que le thermomètre est dans l'aisselle ou dans l'aine, s'il n'est pas encore assez grand pour comprendre la nécessité de ne pas bouger.

Combien de temps doit-on laisser le thermomètre en place ?

Pratiquement, après 10 minutes, souvent moins, en cas de fièvre forte surtout, la colonne de mercure a atteint le maximum ou à peu près.

« *Pour avoir la température exacte* », il faut laisser l'instrument en place jusqu'à ce que la colonne de mercure s'arrête définitivement. Pour cela on l'examine de temps en temps ; si on n'arrive pas à lire le chiffre lorsque le thermomètre est encore en place, on le retire et on le replace autant de fois que cela est nécessaire, jusqu'à ce qu'on ait constaté que la colonne de mercure reste définitivement immobile. Il ne s'agit évidemment que de quelques dixièmes de degré, mais cela a parfois son importance.

Notre thermomètre a été bien placé, il reste soit dans l'aisselle, soit dans l'aine en contact bien intime avec la peau, tout le temps nécessaire pour que la colonne de mercure se soit définitivement arrêtée, nous avons lu le degré sur l'échelle thermométrique, nous avons donc un chiffre exact « *pour notre thermomètre* », pour « *un même* » thermomètre ; il ne nous reste plus qu'à comparer la température trouvée avec la température moyenne habituelle de l'enfant.

Je ne peux pas m'empêcher de signaler deux causes d'erreur dont l'une est fréquente, dont l'autre, pour rare qu'elle soit, est assez curieuse pour que j'en rapporte brièvement l'histoire.

La première cause d'erreur est l'oubli qu'on commet fréquemment de secouer le thermomètre avant de le mettre en place (il faut quelquefois employer une certaine force) pour faire rentrer tout le mercure dans la cuvette ou au moins l'abaisser dans le tube capillaire jusqu'au-dessous de 36° : on peut alors trouver une température précédente élevée et croire à de la fièvre lorsqu'il n'y en a plus.

La deuxième cause d'erreur est évidemment exceptionnelle, mais il suffit qu'elle ait pu se produire pour que je la signale quand ce ne serait que pour éviter les transes et les inquiétudes que cause fatalement la constatation d'une température de 42 degrés.

Un bruyant coup de sonnette le soir. « Vite, Monsieur, on vous demande tout de suite chez Madame X (accouchée depuis 2 ou trois jours), elle a un accès de fièvre effrayant ! »

J'étais d'autant plus étonné que je l'avais vue en parfaite santé dans l'après-midi. Je me précipite, me demandant la cause de cet accident. Je trouve tout l'entourage épouvanté, et la malade un peu effrayée elle-même de l'émotion de son entourage. Elle se sentait d'ailleurs très bien et ne comprenait rien à l'ascension si extraordinaire du thermomètre. M[r] X avait pris lui-même la température et avait constaté 42 degrés largement sonnés. « Voyez, Docteur, me dit-il en me tendant l'instrument. » En effet, les 42 degrés y étaient.

J'examinai ma malade : Etat général excellent, pouls normal, peau absolument fraîche. C'était évidemment une fantaisie du thermomètre. Je trouvai bientôt le mot de l'énigme. M[r] X, encore peu habitué à la lecture du thermomètre, avait, pour déchiffrer plus facilement, approché l'instrument d'une forte lampe à pétrole. C'était la température du dessous de l'abat-jour.

La température chez les enfants. — Il est donc convenu maintenant que nous possédons un thermomètre, que nous le connaissons, que nous savons où et comment le placer et nous garder des causes d'erreur, que nous allons prendre la température de l'enfant pendant une période de santé parfaite.

Quelle température doit-il avoir? Sur notre thermomètre il existe une raie rouge au niveau du chiffre 37°. C'est la température normale physiologique du corps humain. C'est évidemment le chiffre qui se rapproche le plus de la vérité, mais je crois, et j'en ai de nombreux exemples, qu'il n'est pas exact au moins chez l'enfant.

D'abord, ce n'est pas indiqué sur le thermomètre, mais tous les médecins le savent : on n'a pas, habituellement, la même température le matin au réveil que le soir à la fin de la journée.

Il existe entre ces deux températures, celle du matin et celle du soir, une différence habituelle de un demi-degré environ.

Si la température normale du matin est de 37° celle du soir sera de 37°5.

Des nombreuses observations que j'ai prises des températures chez l'enfant à l'état de santé, il résulte que ces chiffres sont en général trop élevés.

Le plus souvent un enfant bien portant a au réveil une température de 36°3 à 36°5.

Pendant la journée, la température s'élève peu à peu et graduellement pour atteindre son maximum entre 5 et 7 heures du soir. Ce maximum physiologique atteindra

36°8 si le thermomètre marquait 36°3 le matin et 37 ou 37°1 si le thermomètre indiquait 36°5.

Ces chiffres n'ont rien d'absolu, ils varient suivant les enfants mais ne varient guère chez le même enfant à l'état de santé.

Un mot sur la température centrale qui n'intéresse pas la maman : cette température qu'on prend, comme nous l'avons dit soit dans la bouche soit dans l'anus est toujours plus élevée d'un grand demi-degré que la température prise dans l'aisselle ou dans l'aine. Il suffira d'être averti pour que, si par hasard, on était amené à prendre cette température, on ne s'effraye pas à tort en constatant un chiffre notablement plus élevé que ne l'indique la température périphérique.

Nous savons par des observations prises chez l'enfant à l'état de santé que sa température normale est de 36°5 le matin et de 37° le soir. Chaque fois que le thermomètre dépassera ce chiffre, l'enfant aura de la fièvre, plus ou moins, suivant que le degré atteint sera plus ou moins élevé.

L'étude de la fièvre chez l'enfant fera l'objet d'un prochain chapitre.

Avant d'abandonner la question du thermomètre, je veux consacrer quelques lignes au thermomètre d'appartement et au thermomètre de bains.

Je ne décrirai pas ces instruments que tout le monde connaît, je veux seulement montrer la nécessité de les employer.

Thermomètre d'appartement et de bains. — S'il est indispensable de savoir quelle est la température du corps de l'enfant, il est aussi très utile de pouvoir se rendre compte de la température des pièces habitées par l'enfant bien portant et malade. A l'état de santé c'est déjà utile, à l'état de maladie cela devient indispensable.

Les enfants en général, et surtout les très petits, se refroidissent très vite ; leur petit volume fait qu'ils tendent très vite à prendre la température ambiante; aussi est-il nécessaire de les faire vivre dans des pièces chaudes.

La température de 16 degrés me paraît une température idéale pour les enfants en bonne santé lorsqu'ils ne se livrent pas à des exercices violents : ceux-ci doivent être réservés pour l'extérieur, le jardin ou la promenade.

Dans la chambre à coucher, surtout pour les enfants grandelets on peut se contenter de beaucoup moins. Bien couverts dans leur lit, avec au besoin une boule d'eau chaude aux pieds dans la saison rigoureuse, ces enfants, à l'état de santé, peuvent et doivent dormir dans une chambre sans feu.

Mais, pour les tout petits qu'on est souvent obligé de lever la nuit, de changer de langes, il est indispensable d'avoir une température plus élevée.

On maintiendra la température à 15 ou 16 degrés tout le temps qu'on sera obligé de les lever ou de les changer pendant la nuit.

En cas de maladie, il est évident que la chambre de l'enfant doit être maintenue jour et nuit à une température qui ne sera jamais inférieure à 16 degrés et qui, dans certains cas de maladies des voies respiratoires, devra être élevée jusqu'à 18 degrés.

J'appelle tout spécialement l'attention des mamans sur le point suivant : Il faut veiller avec soin, lorsque l'enfant sera atteint d'une indisposition légère telle qu'un gros rhume, une bronchite ou une angine légère ne le maintenant pas forcément au lit ou à la chambre, il faut veiller à ce que l'enfant ne passe pas d'une pièce où il a séjourné tout le jour dans une température parfois très élevée (18°, 19°, 20°) dans sa chambre à coucher que l'on n'aura pas chauffée et où il trouvera en hiver 4° à 5°.

Que de fois j'ai recueilli les plaintes de mamans devant un rhume qui ne cessait pas malgré tisanes et potions et qui était entretenu par cette faute d'hygiène.

De guerre lasse et sur mon conseil on gardait l'enfant dans la chambre chauffée à température égale et en quelques jours tout rentrait dans l'ordre sans tisanes ni potions.

Je conseille donc d'avoir un thermomètre dans la chambre de l'enfant et un autre dans la pièce qu'il habite pendant la journée.

Les enfants, certains enfants délicats surtout, sont comme les plantes : ils supportent mal les transitions brusques de température. On met bien un thermomètre dans une serre, je m'imagine qu'on fait bien d'en mettre un dans la chambre de bébé.

Avec le thermomètre de bains, nous aurons les trois instruments nécessaires à mesurer les diverses températures utiles à connaître pour la santé des enfants.

J'insiste ici sur l'utilité de cet instrument.

La balnéation simple ou salée à l'état de santé, la balnéation chaude ou froide à l'état de maladie, points importants sur lesquels je reviendrai, justifient l'acquisition de cet instrument.

CHAPITRE III

LA FIÈVRE CHEZ L'ENFANT

Description de l'accès de fièvre. — Stade de froid. — Stade de chaleur. — Stade de sueur. — Elévation de la température du corps. — Augmentation du nombre des pulsations. — Augmentation des mouvements respiratoires. — Les feuilles de température. — Manière de s'en servir. — Marche de la fièvre chez l'enfant. — Modes de début. — Périodes d'état. — Chute de la Fièvre. — Modifications de la courbe thermique, suivant les maladies.

Chez l'enfant comme chez l'adulte, l'accès de fièvre présente d'une façon plus ou moins complète, plus ou moins intense, les trois phénomènes suivants : tout d'abord un refroidissement, puis de la chaleur à la peau et enfin une transpiration.

Ces trois phénomènes, à peine marqués dans certains cas, peuvent prendre une intensité particulière. Si personne ne se trompe et n'hésite quand la fièvre se présente avec son cortège à grand fracas, il n'en est pas de même pour les cas légers. Le refroidissement est parfois réduit à une simple fraîcheur de la peau ; on voit tout à coup, ou peu à peu l'enfant s'arrêter au milieu de ses jeux, devenir plus tranquille ; ses belles couleurs ont disparu, il est un peu pâle; on lui tâte les mains, elles sont froides; on le déchausse, les pieds sont glacés.

C'est que dans ce premier acte de l'accès de fièvre, le sang est chassé de la périphérie, c'est-à-dire de la peau vers les organes profonds; sous l'influence de la fièvre les petits vaisseaux des téguments se sont resserrés et ont chassé le sang; ce fait explique très bien et la sensation de froid et la pâleur.

Ce premier stade de froid peut passer inaperçu si l'accès est léger. Parfois, il s'accentue au point de déterminer un ou plusieurs frissons assez intenses, pour qu'on voie l'enfant trembler, pour qu'il claque des dents et que son petit lit en soit secoué.

Che~ les tout jeunes enfants, chez d'autres prédisposés, bien que plus âgés, le frisson est remplacé ou s'accompagne d'une convulsion. Nous verrons dans un chapitre spécial ce qu'il faut penser des convulsions au début des maladies.

Vite, dès qu'on a constaté que l'enfant a les mains et les pieds glacés, on le réchauffe près du feu, on lui frictionne les pieds et les mains. Il ne tarde pas à se réchauffer plus qu'on ne le voudrait; de pâle, il devient rouge, les yeux sont brillants, cernés, tout le petit corps brûle, la parole est brève, les respirations sont fréquentes. L'enfant s'agite, pleure, se démène, parfois même délire, ce qui effraye si fort les mamans, que je me hâte de rassurer.

Ce délire de la fièvre, du début de la fièvre, n'a guère plus de valeur et n'offre guère plus de danger que la convulsion dont nous parlions tout à l'heure. Il en est tout autrement des convulsions et du délire qu'on observe parfois à la fin des maladies graves.

Le cœur bat plus vite, le pouls suit les mouvements du

cœur et devient plus rapide. En même temps que plus fréquent le pouls devient plein, vibrant : on se rend compte que le phénomène inverse à celui de la période de refroidissement vient de se produire ; à la constriction, au resserrement des vaisseaux de la peau, ont succédé leur dilatation, leur paralysie ; et le sang, un moment refoulé vers les organes profonds, revient à la périphérie, ramenant avec lui et la chaleur et la rougeur.

C'est alors qu'en prenant la température on constate une élévation du thermomètre d'autant plus grande que la fièvre est plus forte. (Le pouls et la température chez l'enfant sont plus élevés que chez l'adulte.)

Enfin si tout doit se borner à un simple accès de fièvre, à cette chaleur succède le troisième phénomène : la transpiration.

Ce stade manque souvent lorsque l'accès de fièvre marque le début d'une maladie ; pendant toute la durée de celle-ci, le deuxième stade persiste et le troisième acte ne s'accomplit qu'au moment de la convalescence. Il peut être d'ailleurs remplacé par d'autres phénomènes auxquels on a donné le nom de «*critiques*» parce qu'ils indiquent en effet une crise, le plus souvent favorable, lorsqu'ils se produisent.

Notre petit malade, après quelques heures de chaleur à la peau, de rougeur, voit peu à peu ces symptômes s'amender. La peau chaude, rouge, âcre au toucher, devient un peu moite ; les cheveux se mouillent, la sueur perle au front, puis toute la surface du corps est complètement mouillée ; une sensation de mieux et de calme survient, l'enfant s'endort et se réveille guéri, si tout doit se borner à un simple accès de fièvre.

Tels sont les phénomènes par lesquels se manifeste la fièvre chez les enfants ; caractéristiques évidemment lorsqu'ils sont assez marqués, ces phénomènes sont souvent assez fugaces et atténués, pour qu'il faille y regarder d'un peu plus près.

Avant l'usage du thermomètre, on se basait pour reconnaître la fièvre sur l'état du pouls, sur le nombre de pulsations. Les renseignements fournis par cet examen donnent certainement des résultats assez exacts en général ; en effet le nombre des pulsations croît proportionnellement avec l'élévation de la température du corps ; plus la fièvre est forte, plus le thermomètre indique un chiffre élevé, plus les pulsations sont fréquentes.

Mais combien de causes d'erreur ! Tout d'abord, il faut remarquer que plus un enfant est jeune, plus ses pulsations sont fréquentes. Pendant la vie intra-utérine, avant la naissance, le nombre des pulsations est très élevé. L'accoucheur, en écoutant les bruits du cœur de l'enfant qui va naître, compte 130 à 160 pulsations à la minute. On s'est même basé sur le nombre des pulsations, pour diagnostiquer le sexe de l'enfant. On a écrit qu'au-dessus de 140 pulsations il était probable que l'enfant était une fille et en dessous, un garçon. Ces chiffres sont loin d'être une certitude.

En tous cas, il ne s'agit pas de fièvre, bien que les pulsations atteignent et dépassent 150 par minute.

Dans les premiers mois, le pouls est encore assez fréquent, et surtout reste très impressionnable. Une émotion, des cris, une souffrance déterminent tout aussitôt une fréquence inusitée du nombre des pulsations. Une des meilleures preuves que l'état du pouls n'est pas forcément corrélatif à l'élévation de température, c'est que dans certaines maladies, notamment dans la méningite, il se produit ce qu'on appelle une dissociation du pouls et de la température ; à une température qui s'élève, correspond un pouls qui se ralentit ; le phénomène inverse peut s'observer aussi.

Il ne faut donc pas s'y fier et s'en rapporter exclusivement à l'état du pouls, pour apprécier exactement le degré de fièvre que présente l'enfant. Cependant dans la majorité des cas, il existe une corrélation entre ces deux phénomènes, et, le plus souvent, à une élévation de température correspond une augmentation du nombre de pulsations.

Le pouls normal d'un enfant bien portant oscille suivant les heures de la journée, suivant l'influence des repas, des jeux, du sommeil, de 70 à 80 pulsations par minute. Dès que ce nombre dépasse notablement 80, et persiste à ce taux malgré le repos, on peut penser qu'il se produit, parallèlement, une élévation de température.

En tenant compte des causes d'erreur, on peut, d'une façon approximative, évaluer qu'un pouls qui bat 90 fois par minute correspond à une température de 38 degrés ; de 90 à 110 pulsations on peut estimer que le thermomètre oscillera entre 38 et 39 degrés ; de 110 à 130 et plus, on trouvera 39, 40 et même davantage. Si le pouls est proportionnellement plus actif chez l'enfant que chez l'homme, il en est de même de la température : l'enfant atteint et supporte plus facilement 40 degrés que l'adulte.

On observe également, sous l'influence de la fièvre, une augmentation du nombre des respirations : il n'est pas de maman qui n'ait observé ce phénomène chez les enfants atteints de fièvre, n'en ait été frappée et n'ait communiqué son impression au médecin : « Comme il respire vite ! »

Les respirations (nous nous étendrons davantage sur ce point en étudiant les symptômes qu'on observe dans certaines affections des voies respiratoires), les respirations, dis-je, varient chez l'enfant suivant l'état de santé. Larges, profondes, faciles quand l'enfant se porte bien, elles varient entre 15, 18, 20 à l'état normal. Bien plus encore que les pulsations, les mouvements respiratoires présentent une mobilité surprenante, en même temps qu'une irrégularité qui prend parfois une signification bien grave.

Pendant la fièvre, c'est surtout ce qui doit retenir l'attention en ce moment, les mouvements respiratoires s'accélèrent et augmentent de fréquence proportionnellement à l'élévation de température. On les voit alors, même en dehors de toute complication du côté des voies respiratoires, atteindre 40, 50, 60 et même davantage par minute.

En plus des phénomènes caractéristiques de l'accès de fièvre, frisson, chaleur, sueur, nous voilà maintenant en possession de trois grands signes faciles à interroger et à interpréter :

1° L'élévation de la température ; 2° l'accélération du pouls ; 3° l'augmentation du nombre des mouvements respiratoires.

Ces trois phénomènes sont des plus importants à noter, à consigner, non seulement pour un seul accès de fièvre passager, mais surtout pour faire le diagnostic de la maladie, en suivre la marche et prévoir les complications, en constater les améliorations.

C'est qu'en effet, l'étude de la marche de la température et conjointement celle du pouls et de la respiration ont facilité le diagnostic de certaines maladies.

Certaines maladies se comportent au point de vue de la fièvre d'une façon tellement typique, qu'en examinant la marche de la température, un médecin habitué à se servir du thermomètre, peut faire un diagnostic sur ce seul renseignement.

On a disposé, pour noter les différents phénomènes que que je viens d'indiquer, des tableaux que je conseille vivement aux mamans de se procurer ou de faire elles-mêmes.

Elles en trouveront d'ailleurs à la fin de ce volume dans le « *Carnet sanitaire individuel* ». J'en ai annexé six à chaque carnet. Je forme les vœux les plus sincères pour que ces pages restent blanches.

En tous cas, il faut que les mamans qui l'ignorent encore, apprennent à s'en servir.

En jetant les yeux sur les feuilles disposées à cet effet, on voit dans trois premières colonnes verticales, des chiffres inscrits les uns au-dessus des autres. La première colonne est réservée aux modifications des mouvements respiratoires : on a inscrit depuis le chiffre 10 jusqu'au chiffre 80. C'est qu'en effet les mouvements respiratoires varient dans ces limites.

La deuxième colonne est celle des pulsations : pour lesquelles on a pris comme limite inférieure 40, et comme limite supérieure 180.

La troisième colonne est celle réservée aux variations de la température. C'est la plus importante et le plus souvent on se borne à inscrire les températures.

Dans certains cas, lorsque le diagnostic est hésitant et que les phénomènes relatifs au nombre des respirations et des pulsations revêtent un caractère insolite, il sera néanmoins utile d'en faire un tracé, et pour que les lignes, les courbes comme on les appelle, ne se confondent pas, il sera utile de se servir, pour chacun des trois phénomènes, d'une couleur différente : noire pour la température on pourra adopter le rouge pour les pulsations, le bleu pour les respirations.

Parallèlement aux trois colonnes réservées aux trois

grands phénomènes de la respiration, du pouls et de la température, on a tracé sur la feuille trente autres colonnes, qui représentent trente jours; chacune de ces colonnes est divisée en deux parties égales par un trait moins accentué : la première partie est réservée aux phénomènes observés le matin, indiquée par la lettre *M;* la deuxième à ceux observés le soir, indiquée par la lettre *S.*

Nous avons vu qu'on prenait généralement la température le matin et le soir; d'une façon générale c'est suffisant, et la notation bi-quotidienne des trois phénomènes qui nous occupent, permet déjà des constatations d'une utilité universellement reconnue.

Si l'on voulait, dans certains cas, prendre des températures plus fréquemment, et les inscrire, il suffirait de réserver chaque division verticale à chaque heure de la journée. Un trait plus accentué ou de couleur différente indiquerait soit la 1/2 journée, soit les 24 heures.

Ces multiples colonnes verticales sont coupées par des lignes horizontales; quelques-unes plus accentuées sont réservées à l'inscription des dizaines. Entre ces lignes accentuées, d'autres traits plus fins divisent chaque dizaine en cinq subdivisions : en inscrivant entre ces traits fins, on indique les unités pour les respirations et le pouls, les dixièmes de degré pour la température.

Dans la partie supérieure de la feuille, on a réservé, en regard de chaque colonne verticale, une division destinée à recevoir, celle du bas, le jour la maladie, celle du haut, la date du mois.

En possession de notre thermomètre médical et de notre feuille de température, nous pouvons donc noter jour par jour, et au besoin heure par heure, les modifications survenues dans la marche de la fièvre, du pouls et de la température.

Il sera utile de prendre plusieurs fois la température dans la journée et même la nuit ; il suffira la plupart du temps, d'inscrire seulement celles du matin et du soir, toutes les 12 heures ; à 7 heures le matin, à 7 heures le soir.

En prenant la température toutes les heures, on se rendra compte qu'en dehors de l'action des médicaments qui influencent la marche de la fièvre, la température la plus basse se produit généralement de 5 à 7 heures du matin, pour s'élever dans la matinée, atteindre une certaine élévation de midi à 2 heures, suivie d'une baisse peu accentuée de 2 heures à 5 heures et d'un nouveau maximum de 5 heures à 8 heures. C'est à cette heure là, que la température est la plus élevée. De 8 heures à minuit, le thermomètre varie peu, la tendance à la baisse s'accentue entre minuit et 2 heures, pour arriver progressivement au minimum du matin.

Cette marche est évidemment quelque peu schématique, mais elle répond à la grande majorité des faits que j'ai observés de près. Elle varie d'ailleurs avec la maladie elle-même.

Il est bien utile de chercher à se rendre compte de l'allure spéciale de la température, surtout pour profiter d'une tendance spontanée à l'abaissement pour insister sur la médication destinée à la faire baisser, mais aussi, parce que de la marche de la température, on peut déduire parfois le diagnostic.

J'ai pensé qu'il pourrait être utile de mettre sous les yeux des mamans, un certain nombre de tracés caractéristiques indiquant les modalités différentes de la température et par conséquent de la fièvre dans certaines maladies, notamment dans celles qui présentent une évolution habituellement bien déterminée.

La fièvre peut en effet se comporter de façons bien différentes suivant les cas ; différences qui résident dans son mode de début, dans son cours et dans sa terminaison. Je vais passer en revue, en les rendant plus compréhensibles par les tracés ci-joints ces différents états de la fièvre.

Le début de la fièvre, comme celui de la maladie même qu'elle caractérise peut être brusque, brutal, tragique : l'enfant jusque tout à l'heure en bonne santé tombe malade tout d'un coup : soit qu'il présente une convulsion, ou un frisson plus ou moins accentué. Le thermomètre mis dans l'aisselle indique 39°, 39°5, 40° et même davantage. La fièvre vient en interrompre la marche typique et normale.

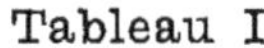
Tableau I

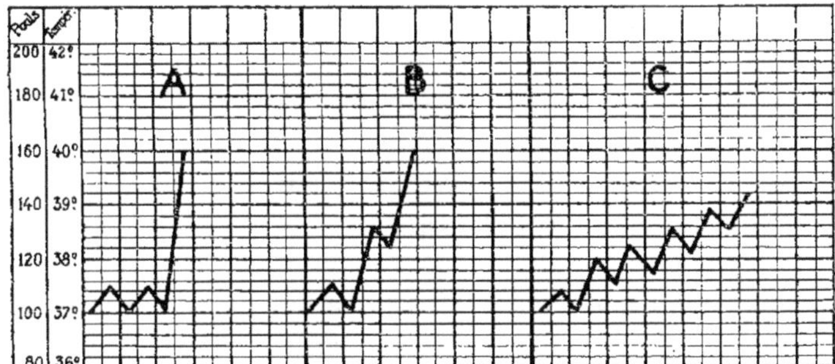

Un grand nombre de maladies de l'enfance débute ainsi : l'embarras gastrique fébrile, la plupart des angines, notamment l'angine-herpétique, la pneumonie, la pleurésie elle-même, certaines fièvres éruptives, la scarlatine surtout, « *tracé A du tableau 1* ».

Dans ces cas, la plus haute température est souvent atteinte dès le premier jour, et elle décroît dès le lendemain, ou après quelques jours.

Parfois ce début, bien que très rapide encore, n'atteint pas du premier coup le chiffre le plus élevé; elle n'y arrive qu'en deux ou trois étapes. On peut retrouver ce type, même dans les maladies précédentes, surtout dans l'embarras gastrique, la pleurésie : on l'observe davantage dans la grippe, dans les bronchites, « *tracé B du tableau I* ».

Enfin dans d'autres maladies comme dans la variole et surtout la fièvre typhoïde, l'ascension thermique se fait graduellement en escaliers : le fait se reproduit surtout dans la fièvre typhoïde à ce point qu'on a pu écrire que toute maladie, où la température avait atteint 39 degrés avant le cinquième jour, ou ne l'avait pas atteint encore à cette date, ne pouvait être une fièvre typhoïde. Le fait, pour vrai qu'il soit en général, comporte néanmoins un grand nombre d'exceptions surtout chez les enfants; le « *tracé C du tableau I* » reproduit la période ascendante de la température dans la fièvre typhoïde.

Outre ces trois débuts types on peut observer toutes les modifications intermédiaires.

A la période de début, succède la période d'état : constituée par la persistance de l'élévation de la température au-dessus de la normale, cette période d'état dure plus ou moins longtemps suivant la maladie qu'on observe; parfois nulle ou presque, cette période est réduite à rien, et le thermomètre redescend dès le lendemain à la normale ou à peu près. Il s'agissait d'un accès de fièvre passager déterminé le plus souvent par une indigestion (intoxication alimentaire), du surmenage, un léger refroidissement.

S'il s'agit réellement d'une maladie, cette deuxième période durera un peu plus longtemps. Il arrive bien exceptionnellement qu'on observe une température uniforme soir et matin pendant la période d'état : il s'y produit toujours des oscillations, composées d'une baisse (rémission) ou d'une hausse (exacerbation) de la température; l'ampleur de ces oscillations sert également à caractériser certaines maladies.

Certaines affections, comme la pneumonie, la fièvre typhoïde, qui présentent des oscillations très peu marquées (*A tableau II*) : il se forme ce qu'on appelle un plateau.

Tableau II

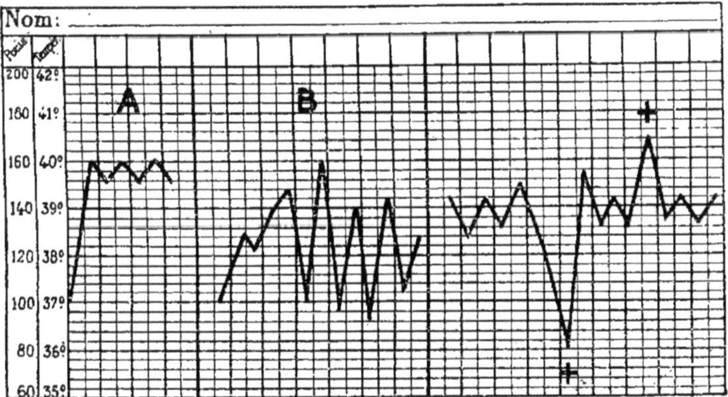

Cette constance de hautes températures constitue un état grave, et je préfère, pour ma part, des températures plus élevées avec des rémissions très accentuées, à un plateau, même d'un degré inférieur.

D'autres maladies, et notamment la grippe, présentent des oscillations très étendues : la température très élevée le soir, arrive à la normale, ou à peu près, chaque matin (*B tableau II*).

Ici encore on peut observer toutes sortes de modifications apportées au tracé soit par la médication, soit par une complication : modifications caractérisées soit par une chute, soit par une hausse de température. Ainsi pendant le cours d'une fièvre typhoïde de moyenne intensité, dans laquelle le thermomètre se maintient entre 38°5 le matin et 39°5 le soir, je suppose, on voit tout d'un coup le thermomètre tomber au-dessous de la normale : le plus souvent, il s'agit d'une hémorragie intestinale (+ *B tableau II*); ou bien le thermomètre atteint ou dépasse 40°, il s'agit d'une autre complication, une pneumonie par exemple (+ *C tableau II*).

Ces hausses et ces baisses de la température, survenant ici à l'improviste, existent normalement dans certaines affections, notamment dans le cours de certaines fièvres éruptives : elles sont connues, attendues d'avance et servent de jalons, de points de repère. Ainsi, dans la variole, il existe une rémission importante la veille de l'éruption : le thermomètre qui avait monté brusquement à 39°5-40° pendant la période d'invasion, redescend à 37° la veille de l'éruption : pendant cette période, sauf complications bien entendu, la température reste assez basse pour remonter brusquement à 39°-40°, si la suppuration s'établit.

La chute de la fièvre présente, comme son début, les mêmes modalités; tantôt la défervescence (c'est ainsi qu'on l'appelle) se fait en une seule fois, et le thermomètre qui le soir marquait encore 39°5-40°, redescend en quelques heures à la normale pour ne plus remonter (*A tableau III*); d'autres fois, il opère sa descente en 48 heures et même davantage (*B tableau III*); dans la fièvre typhoïde il met à descendre à peu près le même temps qu'il a mis à atteindre le sommet (*C tableau III*).

Tableau III

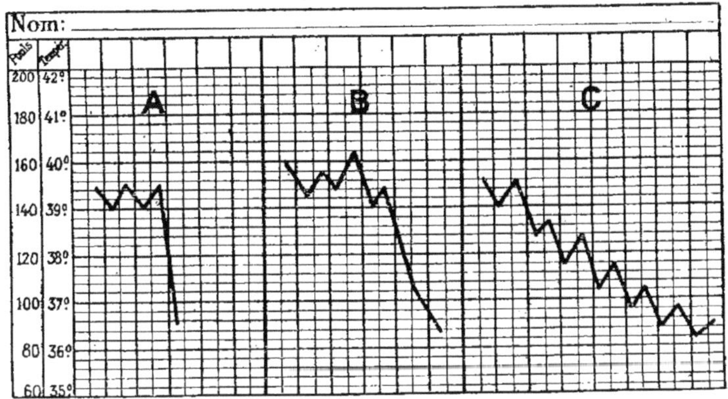

Nous avons vu, dans le courant de ce chapitre, qu'en général, les pulsations suivaient une marche parallèle à celle de la température, augmentant de fréquence à mesure que le thermomètre s'élève, diminuant lorsque la température s'abaisse.

Il est d'un bon signe de constater que dès le début, et dans tout le cours de la maladie, le pouls reste peu fréquent : il est plus rassurant de constater une température très élevée avec un pouls relativement peu fréquent, que de voir une température plus basse avec un pouls très accéléré.

Un fait moins rassurant encore c'est d'observer ce qu'on appelle la dissociation du pouls et de la température ; dans certaines maladies, dans la méningite par exemple, et dans certaines formes graves de l'appendicite, on a noté ce phénomène ; tandis que la température s'élève, le pouls se ralentit, ou à une température plus basse coïncident des pulsations plus fréquentes.

CHAPITRE IV

TRAITEMENT DE LA FIÈVRE

Pourquoi il faut traiter la Fièvre. — Traitement du stade de froid. — Traitement du stade de chaleur. — Les lotions. — Les enveloppements humides. — Bains chauds et Bains froids. — Les médicaments et la médication antifébriles.

Certains médecins considèrent que la fièvre, et par conséquent l'élévation de température, est un acte vital de défense nécessaire à la destruction des principes morbides qui la causent ou qui en sont le résultat.

Je ne suis pas de cet avis, et j'estime que chaque fois qu'on peut soustraire un malade et surtout un enfant aux inconvénients, aux souffrances que comporte la fièvre, il faut le faire.

Les éléments anatomiques qui constituent le corps humain, les cellules, les différents liquides, humeurs, etc., ne peuvent impunément, sans subir des altérations plus ou moins grandes et parfois incompatibles avec leur existence propre et même incompatible avec l'existence même ; ne peuvent impunément supporter des températures très élevées, ni même supporter longtemps des températures moins hautes mais continues. Il vaut mieux, à ce point de vue, que la fièvre se manifeste par une température plus élevée mais durant peu et suivie de rémission importante (c'est-à-dire de baisse de température).

Cette continuité de température élevée qui forme des plateaux sur la feuille de température, fait la gravité de ces maladies longues comme la fièvre typhoïde.

Nos éléments constitutifs supportent aussi mal le chaud que le froid et nous avons vu au chapitre «thermomètre» que les températures compatibles avec la vie ne pouvaient être inférieures à 34° ni supérieures à 42°.

N'étaient que ces considérations, elles suffiraient à légitimer ma manière de voir. Il en est d'autres d'ailleurs que les mamans apprécieront mieux encore.

Il suffit d'avoir été témoin du changement heureux qui survient chez l'enfant, quand on a réussi, à l'aide d'un moyen quelconque, à faire passer la température de 39° et au-dessus à 38°5 par exemple, pour ne pas hésiter à essayer, par tous les moyens possibles, à obtenir cette baisse de température.

Au lieu d'un enfant accablé, à la face crispée, grognant, ne se trouvant bien nulle part, n'écoutant ni sa mère, ni ses jeux, brûlant, haletant, on voit l'enfant se ranimer, sourire à sa poupée, reprendre ses joujoux, accepter les caresses et les histoires des mamans.

Il est évident que cet abaissement de la température n'est que passager, que c'est une amélioration fictive, que la maladie n'en continue pas moins son cours, c'est possible, c'est vrai, mais il faut n'avoir jamais eu d'enfant malade pour ne pas comprendre la joie, le répit, que donnent à la pauvre maman surmenée, énervée et inquiète le sourire du bébé et l'intérêt qu'il porte de nouveau à ses jouets.

Ces raisons me paraissent suffisantes pour que je

n'hésite pas à combattre la fièvre chaque fois qu'elle se présente. Je vais, dans ce chapitre, passer en revue les moyens, méthodes, médications qu'il faut employer pour lutter contre l'élément primordial, caractéristique de la fièvre : l'élévation de la température.

J'ai décrit dans un précédent chapitre l'accès de fièvre type, et nous avons vu que cet accès se composait de trois périodes bien distinctes :

Une période de refroidissement ; une période de chaleur ; une période de transpiration.

A chacune de ces périodes s'adresse une médication spéciale.

1° Traitement de la période de refroidissement. — Ce premier acte, comme les suivants d'ailleurs, peut présenter des degrés d'intensité variable et, comme on l'a vu, aller de la simple sensation de froid, à l'impression du froid le plus intense, accompagné de frissons plus ou moins violents, de tremblements, de claquements de dents.

Il est évident qu'il faut proportionner la médication à l'intensité des symptômes.

Si l'on assiste au début de l'accès et qu'on s'aperçoit que l'enfant, gai jusqu'alors et présentant ses belles couleurs, s'arrête de jouer, pâlit, on l'observe et on remarque que les petites mains sont glacées, on défait ses chaussures, les pieds sont froids ; vite, il s'agit de le réchauffer.

La première chose à faire est de préparer le lit, de chauffer les draps et de faire faire une ou plusieurs boules d'eau bien chaudes.

Pendant ces préparatifs, on a déshabillé l'enfant, autant que possible près du feu, et on lui a mis ses effets de nuit préalablement chauffés.

On lui frotte les pieds soit avec du cognac chaud ou de l'eau de Cologne, ou bien avec de l'essence de térébenthine ou le baume de Fioravanti.

Pendant ce temps, on a fait préparer une boisson chaude : tisane, tilleul, grog avec sucre, citron, un peu de vin chaud.

Puis on met le bébé dans un lit préalablement chauffé, et on le couvre de couvertures de laine et d'un édredon.

Bien souvent ces précautions suffisent et bien vite, sous l'influence de ces soins, la sensation de froid disparaît, la pâleur s'atténue, la première période disparaît pour être remplacée par la deuxième.

Dans certains cas plus graves, plus accentués, chez des enfants plus jeunes ou prédisposés, tous ces soins ne suffisent pas; l'enfant ne se réchauffe pas, les frissons, la pâleur, le tremblement persistent, parfois même sont remplacés ou suivis par une convulsion.

Nous étudierons cet accident si fréquent et si dramatique dans un chapitre spécial.

Devant l'insuffisance des frictions stimulantes, des boissons chaudes et légèrement alcoolisées, il ne faut pas hésiter, il faut préparer un bain chaud de 37°5 à 38°, y ajouter au besoin 500 grammes de farine de moutarde, y mettre l'enfant et l'y laisser en réchauffant le bain, au besoin, jusqu'à ce que la pâleur disparaisse. Il est bien rare que ce moyen échoue.

2° Traitement de la période de chaleur. — Notre petit malade, sous l'influence de la médication ci-dessus décrite, ne tarde pas à se réchauffer. Il éprouve d'abord un certain bien-être à se sentir débarrassé de ce froid glacial; mais cela ne dure guère : il a maintenant trop chaud.

De pâle, il devient rouge, et l'on a toutes les peines du monde à obtenir de lui qu'il ne jette pas les jambes hors du lit.

Il s'agit maintenant de combattre ces nouveaux phénomènes; un des meilleurs moyens est de s'efforcer à faire transpirer le malade, de hâter l'apparition de la troisième période ; la transpiration, par l'évaporation cutanée amenant nécessairement un abaissement de la température des téguments.

Il suffit d'avoir touché la peau des pauvres petits en proie à une fièvre ardente, pour comprendre combien cette chaleur âpre, sèche, doit leur être pénible et combien un peu de moiteur doit être un soulagement à cette sensation de brûlure.

On commencera par faire de nouvelles frictions alcoolisées, térébenthinées, sinapisées sur les pieds, les jambes et les cuisses, puis on les enveloppera d'une épaisse couche d'ouate, d'un taffetas gommé et d'une bande ou de liens quelconques pour tenir l'appareil en place.

Ce sont de vraies bottes, des bottes de marais qu'il faut mettre : on ne mettra jamais trop d'ouate.

Le taffetas gommé doit emprisonner complètement les pieds, il est destiné à empêcher l'accès de l'air et à amener ainsi une sudation abondante.

Les bottes d'ouate répondent à un double but : celui d'amener sur une portion importante des téguments une transpiration abondante, celui aussi de faire une révulsion sur les membres inférieurs et d'opérer à ce niveau, une dérivation qui décongestionnera la tête et les centres nerveux.

Il faut laisser les bottes d'ouate en place pendant tout le temps que la fièvre persiste. On peut, il est même avantageux de les remplacer deux ou trois fois en 24 heures.

Aussitôt enlevées, on fait une nouvelle friction et on change d'ouate ; celle qu'on a enlevée étant en général très mouillée de sueur. On peut, pour éviter une consommation trop considérable d'ouate, faire sécher celle qu'on vient d'enlever et en faire de même avec les suivantes.

Je me suis également bien trouvé de procéder de la même façon à un enveloppement thoracique allant de dessous les aisselles aux hanches ; même quantité d'ouate, enveloppement de taffetas gommé et bandage de corps en flanelle.

Ce genre de révulsion thoracique m'a rendu de grands services dans certains cas de pleurésie chez l'enfant.

En même temps qu'on s'efforce d'amener cette réaction sur les membres inférieurs et sur le tronc, il est bon d'entretenir un peu de fraîcheur sur ce pauvre petit front brûlant, douloureux, car le mal de tête accompagne presque toujours la fièvre ; on s'en rend compte en voyant le petit malade s'en plaindre presque constamment, y porter les mains s'il ne s'exprime pas encore, froncer les sourcils : toute cette petite face exprime la souffrance poignante.

Ayez à côté du lit une cuvette avec de l'eau froide additionnée d'eau de Cologne et mettez sans crainte un mouchoir imbibé de cette eau et exprimé assez fortement, vous serez étonné de la rapidité avec laquelle vos compresses s'échaufferont et même élèveront la température de l'eau de la cuvette.

Si l'enfant est indocile et ne veut supporter la compresse, ce qui est rare, parce qu'il se rend compte que cette application fraîche le soulage, imbibez de temps en temps les cheveux : l'évaporation rafraîchira un peu toute la surface crânienne et amènera un peu de soulagement.

Je ne parle pas ici d'autres moyens tels que la vessie de glace, révulsifs spéciaux : ce sera l'affaire du médecin.

L'enveloppement ouaté des membres inférieurs et du tronc, les applications froides sur la tête amèneront déjà une atténuation et pourront suffire dans certains cas légers et passagers.

S'ils restent impuissants, si la température ne s'abaisse pas, nous aurons recours à d'autres moyens; parmi ceux-là sont les lotions froides, les compresses froides sur le tronc, l'enveloppement dans le drap mouillé.

Dans les cas de fièvre persistante, pour abaisser la température, un excellent moyen consiste à faire sur tout le corps du petit malade des lotions dont on peut graduer la température; on peut les faire avec de l'eau dégourdie : soit de l'eau ayant séjourné dans l'appartement, soit un peu attiédie par l'adjonction d'eau chaude et additionnée d'eau de Cologne.

Ces lotions peuvent être faites avec de l'eau aussi froide que possible et même glacée.

On les fait soit avec une éponge assez exprimée pour ne pas mouiller la literie, soit avec un linge. Il faut les faire sur tout le corps assez rapidement et sous les couvertures, et ne pas hésiter à les faire, même si la peau est moite, ou couverte de sueur.

On peut renouveler ces lotions aussi souvent qu'on le veut : toutes les heures, toutes les deux heures.

Si la température ne baisse pas, on peut prendre comme point de départ la température de 39°, et faire ces lotions tout le temps que le thermomètre ne descendra pas au-dessous de cette température.

Dans certaines maladies, où la fièvre présente une continuité en rapport avec la nature de la maladie même, comme dans la fièvre typhoïde par exemple, ces moyens ne seront pas toujours suffisants, et il sera nécessaire d'en employer de plus énergiques encore. Leur emploi aura un double effet : celui de lutter contre l'élévation de la température d'une part et aussi d'obtenir la diminution des phénomènes nerveux, tels que l'agitation, l'insomnie, le délire qui accompagnent souvent la fièvre. Au nombre de ces moyens, pour lesquels l'avis et la surveillance du médecin seront indispensables, sont les compresses froides sur le tronc, l'enveloppement dans le drap mouillé, et les bains chauds, tièdes ou tout à fait froids.

Ces procédés, qui paraissent un peu violents, rendent parfois de grands services dans les maladies infectieuses à température très élevée, hyperthermiques ainsi qu'on les appelle.

Ces enveloppements froids qui nous reviennent de l'étranger sous le nom de traitement de Preissnitz ont été, comme bien d'autres, employés par un excellent médecin de Béthune (Pas de Calais), le Dr Leroy, qui le premier, soumit ses malades atteints de fièvre typhoïde au drap mouillé, avec le plus heureux résultat. Tout le monde connaît les compresses de Preissnitz, personne ne sait que le drap mouillé a été employé avec succès par le médecin de Béthune. Il était nécessaire de le dire.

Voici comment on applique le drap mouillé : on plonge un drap dans de l'eau à la température de l'appartement, ou même plus froide, sortant directement du puits; on le tord complètement de façon à ce que l'eau en soit tout à fait exprimée, et on étale ce drap sur une couverture de laine préalablement étendue sur un lit, on transporte le malade entièrement nu et on l'enveloppe de ce drap mouillé qu'on referme sur lui, et par-dessus on évente la couverture de laine. En même temps, on mouille la tête avec de l'eau fraîche alcoolisée, et on fait prendre au malade une boisson réconfortante : grog, vin chaud, champagne, etc. En quelques instants tout l'appareil est réchauffé et fume. Après 10 à 15 minutes on ouvre couverture et drap et on essuie la surface du corps, et on le transporte dans son lit, où souvent il s'endort.

Ce moyen peut s'appliquer avec avantage dans tous les cas où avec une élévation de température, on observe chez les petits malades, du délire et de l'agitation.

En plus des moyens que nous venons de décrire, et qui sont d'une application facile, on pourra avoir recours à la balnéation qui sera une dernière ressource.

Le traitement des maladies à haute température a largement profité de ce moyen depuis un certain nombre d'années. On donne des bains froids, tièdes ou chauds, qui tous comptent à leur actif un bon nombre de succès.

Les bains froids se donnent à 18° et constituent parfois une suprême ressource dans certains cas de scarlatine hyperthermique et de typhus; c'est un moyen un peu violent que je ne recommande pas pour les enfants. J'ai au contraire obtenu de bons résultats des bains tièdes et des bains chauds; voici dans quelles circonstances j'estime qu'il faut appliquer ce puissant moyen thérapeutique :

Lorsque les différents moyens mentionnés ci-dessus, et les médicaments que j'indiquerai tout à l'heure, restent impuissants à abaisser la température du pauvre petit malade, je fais préparer dans sa chambre une baignoire à sa taille, et chaque fois que le thermomètre s'obstine à rester sans rémission entre 39° et 40° ou au-dessus, je mets mon petit malade dans un bain, dont l'eau est maintenue à 2° au-dessous de celle indiquée par le thermomètre appliqué dans l'anus. Bains à 38° pour une température de 40°; 37°5 pour 39°5, et ainsi de suite. On laisse l'enfant dans le bain, un grand quart d'heure, vingt minutes, et au besoin, si la température du corps ne s'abaisse pas, on peut refroidir progressivement le bain. Le plus souvent l'enfant éprouve un bien-être marqué dans son bain ; on peut en profiter pour l'alimenter à l'aide de laitage, de crêmes, de consommé, de grogs : bien souvent il acceptera dans le bain ce qu'il refusait dans son lit. On fait, tout le temps qu'il est immergé, des affusions fraîches sur la tête. Dès que l'enfant paraît fatigué, ou s'il pâlit, on le retire et on le remet dans son lit après l'avoir rapidement essuyé dans un peignoir pelucheux. Il ne faut pas lui imposer la fatigue d'un habillement à chaque bain; dans l'intervalle, il est préférable de le laisser nu dans une couverture de laine. On peut sans inconvénient renouveler ces bains un grand nombre de fois dans la journée.

Je ne veux pas manquer d'appeler l'attention sur un moyen que j'emploie quotidiennement, dans les affections fébriles d'une durée importante, et qui m'a rendu de bien grands services : je veux parler du lavement frais. En cas de fièvre persistante, c'est avec la lotion à l'eau dégourdie le moyen que j'emploie le plus volontiers. Deux fois par jour, toutes les 12 heures, je fais donner un lavement à l'eau bouillie refroidie à la température de l'appartement. Ce lavement doit être copieux : 1/2 litre, 1 litre suivant l'âge des enfants : il doit être donné avec le boek, et dans la position horizontale, lentement.

Outre que le lavement ainsi donné constitue une sorte de bain interne, il détermine souvent une selle quotidienne et désinfecte le gros intestin.

Je terminerai cette étude du traitement de la fièvre en

indiquant brièvement quelques médicaments qui ont une action évidente sur l'abaissement de la température.

La liste des médicaments fébrifuges est longue : je me bornerai à signaler seulement l'antipyrine, la quinine, l'alcool et la digitale.

Les grogs légers (une cuillerée à café de bon cognac ou de rhum pour une tasse à déjeuner d'une infusion quelconque sucrée) sont à conseiller. On fait prendre de temps en temps quelques cuillerées à café de ce mélange. La digitale ne pourra être employée que suivant l'avis et la prescription du médecin.

L'antipyrine et la quinine sont deux excellents médicaments pour combattre la fièvre chez les enfants. On peut les administrer par la bouche, en lavement, en suppositoires et même en injections hypodermiques.

La quinine est employée le plus ordinairement sous forme de sels; le sulfate de quinine est le plus connu, le plus anciennement employé et a une action manifeste et certaine. Son goût, d'une amertume considérable, et son peu de solubilité restreignent un peu son emploi chez les jeunes enfants qui ne peuvent avaler de cachets : le chlorhydrate, le bichlorhydrate et le bromhydrate sont plus solubles et peuvent s'administrer en lavement. Tous ces sels de quinine ont l'inconvénient d'être un peu irritants soit pour l'estomac soit même pour l'ampoule rectale. J'ai vu des enfants un peu douillets pousser des cris de douleur après l'administration d'un lavement contenant du bichlorhydrate de quinine. L'action caustique se calme bien vite d'ailleurs, et si j'en parle c'est pour rassurer les mamans qui pourraient en vouloir à leur médecin, ainsi que je l'ai constaté parfois.

Mon excellent ami le Dr Comby a employé, dans deux

cas de fièvre paludéenne chez l'enfant, deux sels de quinine qui ont l'avantage extrême de n'avoir pas de goût : ce sont l' « *euquinine* » qui n'a aucun goût au moment de l'absorption, mais dont l'amertume se fait sentir quelques instants après; et l' « *aristoquinine* » qui est absolument dénuée d'amertume. Ce dernier a été administré chez un jeune enfant à dose quotidienne de 40 centigrammes en deux fois dans un peu d'eau sucrée, pendant onze jours. Il a été très bien supporté et a été très efficace.

L'action de la quinine diffère de celle de l'antipyrine : elle agit moins vite que cette dernière, mais son effet est plus durable; on doit l'administrer le plus loin possible du moment où l'accès de fièvre doit se produire.

Si l'on choisit la voie buccale on pourra donner à l'enfant l'une des deux formes recommandées par le Dr Comby. Par l'anus on choisira le bromhydrate en cas d'agitation à cause de l'élément brome qui est un sédatif puissant, ou le bichlorhydrate qu'on donnera soit en suppositoire, soit en lavement.

L'antipyrine est, à mon avis, le roi des médicaments dans la médecine infantile. Malgré le reproche d'agir sur le rein en diminuant la quantité des urines, reproche qui a été exagéré et qui a toute sa valeur chez l'adulte et le vieillard, je l'emploie constamment et à hautes doses chez les enfants de tous âges. Ce médicament m'a rendu des services merveilleux, et je suis certain que quelques-uns de mes petits malades lui doivent la vie. Je viens de guérir avec son aide un petit garçon d'un an atteint de coqueluche grave (50 à 60 quintes en 24 heures, bronchopneumonie, hyperthermie 40°, et plus). Cet enfant en a pris plus de deux grammes par jour pendant assez longtemps.

Le moyen le plus commode pour l'administrer aux

enfants récalcitrants est le suivant : dans la quantité d'eau contenue dans une de ces seringues en verre à bout arrondi (dites seringues à oreille), je fais dissoudre la dose d'antipyrine 0,50, 0,75, 1 gramme, je l'aspire avec ladite seringue et le donne en lavement au bébé. Chaque fois que la température dépasse 38°5 dans le rectum je fais donner le lavement.

L'action de l'antipyrine est rapide : en une demi-heure, une heure au plus la température baisse à peu près d'un degré; l'effet dure généralement deux heures, rarement moins, souvent plus; très vite le médicament détermine une poussée de sueur parfois très abondante qui, en s'évaporant, soulage manifestement le petit malade.

Si l'antipyrine ferme le rein, elle ouvre la peau : elle détermine une véritable saignée blanche.

Je dois trop de succès à cet excellent médicament pour n'en pas recommander l'emploi, chaque fois que la température atteint 39° dans l'aisselle.

Il est possible qu'elle ne guérisse pas la maladie dans le cours de laquelle on la prescrit; néanmoins il ne me paraît pas indifférent de permettre à un enfant de faire sa courbe thermique à 1° au-dessous de celle qu'il aurait faite sans antipyrine.

Qu'elle soit donnée par la bouche, par l'anus en lavement, et en suppositoire par la peau, en injections hypodermique, elle n'est jamais infidèle. Dans certains cas il y aura avantage à l'associer à la quinine.

CHAPITRE V

LES MAUX DE GORGE

Fréquence des maladies de la gorge. — Description de la gorge. — Manière d'examiner la gorge chez les enfants. — Angines rouges. — Angines blanches. — L'angine herpétique et l'angine diphtérique. — Les abcès de la gorge. — Les végétations adénoïdes.

Nous avons pu constater, grâce aux notions acquises dans les chapitres précédents, que notre petit malade avait de la fièvre ; le thermomètre a indiqué 38°5-39°, peut-être davantage. Sous l'influence de la médication antifébrile, le malaise s'est atténué, on a obtenu un abaissement de la température, mais enfin l'état général ne s'est pas amélioré, la fièvre persiste ; il s'agit de savoir à quelle maladie nous allons avoir affaire.

Si quelque symptôme primordial, comme la toux, une éruption, une douleur vive du ventre ou de la poitrine, des vomissements, de la diarrhée ou des convulsions, n'attire immédiatement, en raison même de son importance, l'attention vers un appareil déterminé, il faut chercher du côté de la gorge et l'examiner attentivement.

Souvent, très souvent même, c'est là que nous trouverons la solution du problème ; soit qu'il s'agisse manifestement d'un mal de gorge, soit que nous trouvions, à l'examen de cette gorge, quelque signe nouveau qui nous aidera à faire le diagnostic, comme cela peut être le cas pour certaines maladies éruptives, qui se révèlent tout d'abord sur les muqueuses de la bouche ou de la gorge.

C'est intentionnellement que je ne parle ni d'angines, ni d'amygdalites, et que je me sers de cette terminologie « *le mal de gorge* » : tout comme la fluxion de poitrine, le mal de gorge mérite de subsister.

C'est qu'à l'entrecroisement des premières voies digestives avec les premières voies respiratoires, il existe un carrefour, bordé, peuplé d'organes importants, qui n'a en somme aucune limite anatomique définie, et qu'il est commode et exact d'appeler « *la gorge* ».

Si certains des organes qui y sont contenus, peuvent être primitivement et solitairement le siège d'affections propres à ces organes, le plus souvent, le carrefour tout entier est malade, soit primitivement, soit secondairement.

La cavité buccale en avant, avec les dents, la langue, l'orifice des glandes salivaires, constamment en contact avec tout ce qui sert à l'alimentation, conservant trop souvent des débris alimentaires fermentescibles, peut, dans bien des circonstances, être une cause de contamination.

En haut et en arrière, l'orifice des trompes d'Eustache, les fosses nasales postérieures avec toutes leurs sécrétions, et l'air inspiré, ne sont pas un meilleur voisinage.

L'orifice du larynx avec l'expectoration, celui du pharynx avec les vomissements, achèvent de faire de la gorge, l'endroit le plus prédisposé aux contaminations de toute nature.

En raison de l'importance de la gorge et de la fréquence

de ses maladies, il est indispensable que les mamans apprennent à examiner cet organe, et enseignent à leurs enfants à le montrer docilement. C'est quand ils sont bien portants, sous forme de jeu, qu'il faut habituer les enfants à subir cet examen sans se défendre. J'attache une trop grande importance à cet examen pour ne pas décrire soigneusement un procédé commode, et qui permet de se rendre admirablement compte de tout ce qui se passe dans une gorge. C'est celui que j'emploie chaque jour, et il ne m'a pas encore fait défaut.

En outre, il peut servir aux soins nécessités par différentes maladies de la gorge, tels que badigeonnages, cautérisations, pulvérisations, applications de topiques divers. De plus, ainsi qu'il est prudent de le faire en présence d'exsudats suspects, on pourra facilement se servir du procédé, pour prélever une parcelle de fausse-membrane, ou ensemencer un tube à culture, qu'on enverra ensuite à l'analyse.

Je connais bien des mamans qui, presque chaque jour, machinalement pour ainsi dire, examinent la gorge de leurs enfants, avant le départ pour la classe : cela paraîtra peut-être exagéré. A mon avis, on ne peut que les encourager, car si elles sauvegardent leurs enfants, en saisissant le mal au début, elles empêchent la contagion de pénétrer en classe.

Chez les enfants habitués à cet examen, c'est un jeu; mais, pour le pratiquer, je conseille le moyen suivant : Supposons le cas d'un enfant absolument récalcitrant; point n'est besoin d'essayer la douceur, on est sûr de ne pas arriver par la persuasion.

Il faut confier l'enfant à une personne de l'entourage, qui ne se laissera pas influencer par les défenses du petit malade, et qui sera suffisamment vigoureuse; on ne se doute pas de la force, parfois surprenante, de ces petits êtres. La personne désignée emmaillotera l'enfant, soit dans un drap, soit dans une couverture, en ayant soin d'emprisonner les deux bras jusqu'aux épaules : ceci fait, elle s'assiéra sur une chaise un peu basse, chaise qu'on trouve dans tous les cabinets de toilette, et, suivant l'âge de l'enfant, ou bien elle le tiendra tout à fait assis sur elle, ou bien, elle immobilisera les jambes du bébé entre les siennes; elle entourera de son bras gauche, le corps de l'enfant, de façon à en maintenir solidement la partie dorsale, contre son propre thorax; et de sa main droite appliquée sur le front, elle maintiendra la tête de l'enfant fixée en extension sur la partie supérieure de sa poitrine à elle; l'enfant est en bonne place, et dans ces conditions, on est absolument maître du pauvre petit patient.

Reste à pratiquer l'examen : ayez à votre disposition deux grandes cuillers à potage, à manche large, en argent ou en métal solide; n'employez pas de plomb, car la cuiller plierait. A moins qu'il ne s'agisse d'un tout petit, ne vous servez que de la grande cuiller, et pour les petits, employez le manche de la cuiller à entremets. Celui de la cuiller à café est inutilisable; il abaisse bien la portion de la langue sur laquelle il appuie, mais les parties voisines forment de chaque côté, une sorte de bourrelet qui empêche de voir.

On a créé des abaisse-langue de plusieurs modèles, mais, sauf pour les spécialistes, agissant dans leur cabinet, avec la possibilité de désinfecter l'instrument, après chaque examen, il me paraît bien préférable de s'en passer, d'autant que la cuiller remplit admirablement son but, mieux même que les véritables abaisse-langue, à cause de la longueur du manche (qui fait bras de levier). L'emploi de la cuiller et de ce bras de levier, présente encore ce précieux avantage, qu'en cas de résistance absolue de l'enfant qui serre les dents avec la dernière énergie, on arrive avec le manche de la cuiller, à ouvrir de force la mâchoire. Le résultat s'obtient même chez l'adulte, lorsque dans l'anesthésie chloroformique, on est obligé, en cas de contracture des mâchoires, de les ouvrir de force, pour aller prendre la langue.

En plein jour, et avec un bon éclairage, on installe l'enfant et la personne qui le tient, devant une fenêtre, et la maman, soit debout, soit mieux, assise, le dos tourné à la lumière, sur une chaise plus haute que celle occupée par l'enfant, introduit la cuiller dans la bouche de l'enfant en glissant la face plate presque tout de suite à l'horizon de la langue, c'est-à-dire à cette partie renflée qui forme dôme, et empêche absolument de voir ce qui se passe dans le fond de la gorge.

Autant il est préférable, avec un enfant déjà grandelet et désireux d'être raisonnable, que la maman y aille doucement, en tâchant de ne pas atteindre ce point particulièrement sensible, qui détermine la nausée, en lui causant, en le rassurant, en lui promettant qu'on ne lui fera pas de mal, en lui conseillant de prononcer plusieurs fois de suite le mot « ah » pendant qu'on tâche avec la main libre de faire dans le sillon angulo-maxillaire, une pression qui fait saillir les tissus vers la partie médiane de l'isthme du gosier, notamment les amygdales, autant, avec un enfant qu'on suppose ne pas devoir céder, il est indispensable de brusquer les choses. Dans ce cas, et si l'on se sert de l'éclairage du jour, on a tout avantage avec la main pesant sur la tête de l'enfant, de la disposer, de la faire mouvoir dans le sens le plus profitable à la pénétration de la lumière.

J'ai, depuis longtemps, l'habitude de remplacer, même en plein jour, la lumière du jour par un éclairage artificiel, constitué par les deux éléments suivants : un bout de bougie d'une bonne douzaine de centimètres de longueur, ayant déjà été allumé, de façon à obtenir le maximun de flamme, et une grande cuiller à soupe en argent, ou en métal brillant : je dispose le bout de bougie le long du manche de la cuiller, de telle façon que la flamme corresponde au foyer de cette espèce de miroir concave que forme la cuiller. Il est tout à fait possible de faire, en les tenant de la main gauche, avec ces deux objets bien simples et qu'on est sûr de trouver partout, un excellent réflecteur, très facile à manier.

En présence du malaise accusé par le bébé et déterminé par la persistance de la fièvre, la maman habituée à examiner de temps à autre la gorge de son enfant a vite fait de reconnaître, à l'examen attentif qu'elle va pratiquer en ce moment, ou bien qu'il n'y a rien du tout dans cette gorge, que tout y est normal, et qu'il faut chercher ailleurs l'explication de cette petite maladie, ou bien qu'il existe un mal de gorge.

En tous cas, l'examen n'aura pas été inutile, car il aura donné quelques renseignements sur l'état de la langue, de la cavité buccale tout entière, des dents, de l'odeur de l'haleine.

En dehors des cas où tout est normal, et dans lesquels par conséquent, il faut innocenter la gorge, que trouve-t-on le plus généralement? Ou bien la gorge est rouge, quelquefois très rouge, surtout au niveau du voile du palais, de la luette, du fond de la gorge : certaines parties sont gonflées, tuméfiées; les amygdales sont grosses, turgescentes, congestionnées : le petit malade paraît souffrir du contact, et plus encore lorsqu'il veut avaler sa salive, ou ses boissons.

Il s'agit le plus souvent dans ces cas, d'une angine rouge, angine érythémateuse, déterminée, la plupart du temps, par un refroidissement; succédant parfois, à une irritation locale par des liquides trop chauds, par des mets trop épicés.

Dans ce cas, quelques gargarismes émollients, quelques inhalations chaudes, l'enveloppement ouaté du cou, quelques révulsifs, le séjour à la chambre, et quelques pastilles de cocaïne suffiront à mettre les choses au point.

Si tout ce cortège s'aggravait, et si l'état local ne s'amendait pas, il y aurait lieu de craindre un abcès, un phlegmon, soit des amygdales, soit même de la partie postérieure du pharynx.

Parfois, en y regardant de plus près, on se rendra compte que cette rougeur de la gorge n'est pas diffuse, qu'elle se localise sur certains points (voile du palais, voûte palatine, fond de la gorge, etc.) et qu'elle s'y présente sous forme d'éruption interne (énanthème, ainsi qu'on le dit) qui permet d'affirmer que le mal de gorge est le premier phénomène d'une fièvre éruptive. La variole, la rougeole, la varicelle paraissent souvent dans la gorge, avant de se déclarer autre part.

Ces distinctions ne sont malheureusement pas toutes à la portée des mamans ; je dis malheureusement, parce que cette connaissance de l'énanthème rubéoleux par exemple, permettrait peut-être d'éviter la contagion de cette maladie : le phénomène paraissant se produire dans cette maladie, avant tout autre, à un moment où l'enfant non encore malade, va encore en classe et peut déjà contaminer ses voisins.

Dans la majorité des cas, l'examen de la gorge permet

de découvrir en un point quelconque, un point blanc, plaque, tache, membrane qui constitue l'« *angine blanche* ».

Loin de moi la prétention d'enseigner aux mamans à s'y reconnaître au milieu de tous les exsudats blanchâtres qu'on peut rencontrer dans une gorge d'enfant !

Le médecin lui-même est parfois bien embarrassé pour formuler un diagnostic précis, et dans certains cas douteux et difficiles, on ne peut assurer ce diagnostic qu'à l'aide du microscope et des cultures.

Je vais cependant essayer de donner quelques renseignements et quelques conseils qui ne seront peut-être pas inutiles.

Tout d'abord, dès qu'elle aura constaté du blanc dans la gorge de son enfant, toute maman prudente, sans s'alarmer d'ailleurs, se comportera comme s'il s'agissait d'une affection contagieuse ; elle isolera ses autres enfants si elle en a, et prendra pour elle-même et pour son entourage, les précautions habituelles, sur lesquelles je m'étendrai longuement dans un autre chapitre de ce livre.

Et de fait, qu'il s'agisse de pneumocoques, comme dans les angines grippales, de staphylocoques, de streptocoques, ou du bacille de Lœffler et de Klebs, qu'il s'agisse même, ainsi qu'il arrivera le plus souvent, d'angine herpétique, je tiens tous les exsudats de la gorge pour contagieux.

Ce qui intéresse les mamans, ce n'est point tant d'arriver à un diagnostic précis, que de se rendre compte du degré de gravité de ce mal de gorge.

En dehors de conditions très spéciales qui aideront d'ailleurs au diagnostic, telles qu'une épidémie de grippe (angine grippale à pneumocoques), d'un cas de scarlatine (angine scarlatineuse à streptocoques le plus souvent), telles qu'une localisation bien nette sur l'une ou l'autre des amygdales, dont les cryptes renferment de gros morceaux jaunâtres à odeur nauséabonde (angine pultacée, amygdalite folliculaire), en dehors de ces cas, le doute subsistera surtout entre la diphtérie et l'angine herpétique.

C'est, dans la majorité des cas, heureusement, à cette petite maladie qu'on aura affaire. Elle est extrêmement fréquente, bien plus que l'angine diphtérique.

Si l'on a examiné la gorge assez à temps, il ne peut y avoir de doute : on aura saisi l'apparition, dans la gorge, de petites vésicules grosses comme une très petite tête d'épingle, remplies d'un liquide très clair : parfois on trouvera aux lèvres, au pourtour des narines, un groupe de ces mêmes vésicules qui lèveront tous les doutes. Malheureusement, cette éruption vésiculaire dure très peu ; les vésicules se rompent tout de suite et comme elles sont très voisines les unes des autres, elles forment très vite une petite plaque blanche qui simule admirablement une membrane diphtérique.

Si l'état local est assez difficile à différencier à une certaine époque de l'évolution de l'exsudat blanchâtre, il n'en est pas de même de la marche de la maladie, qui, pour moi, est caractéristique. Je ne connais guère d'affection où le début soit plus brusque, plus brutal, où le passage de l'état de santé le plus parfait, à l'état de maladie confirmé, soit plus rapide.

Je trouve dans mes notes, l'histoire d'un enfant d'une dizaine d'années, qui, revenant d'un voyage à la mer, était, dans le compartiment, exubérant de santé et de gaîté ; entre deux stations (environ dix minutes), l'enfant était pris d'un frisson, avait 39° passés, et était étendu sur la banquette, semblant en proie à une maladie très grave.

Un autre fait : un jeune enfant grandelet quitte sa

demeure en parfaite santé pour prendre le train. Le temps de faire la route (quelques minutes) il se trouve assez indisposé pour pouvoir à peine rentrer chez lui et se mettre au lit en proie à une fièvre excessive.

Inutile de multiplier ces faits : ils sont légion.

Je suis convaincu que l'angine herpétique est contagieuse et j'ai pu déterminer la durée de l'incubation qui est de vingt-quatre heures environ.

J'en ai une très belle observation dans laquelle quatre personnes d'une même famille furent prises les unes après les autres, et chacun des malades présenta l'exsudat blanchâtre vingt-quatre heures après le contact.

Le plus souvent, l'éruption siège sur une des amygdales, et n'envahit la seconde que secondairement, donnant lieu le plus souvent à une recrudescence de la fièvre et à des accidents généraux.

A ce début brutal, tragique, qui caractérise, suivant moi, l'angine herpétique, je ne puis m'empêcher d'opposer le début tout différent de l'angine diphtérique, qui peut exister à l'insu même des malades. Le fait suivant en est la preuve :

Appelé un jour chez un de mes clients habitant la campagne, pour un accident sans importance, on me demande de vouloir bien, avant de quitter la propriété, entrer chez le concierge, dont un enfant n'était pas bien portant.

J'entrai et je constatai dans cette famille, quatre cas d'angine diphtérique qui n'avaient même pas exigé le séjour au lit : la mère des trois enfants vaquait aux soins du ménage et fut fort étonnée quand, après l'examen de la gorge, je conseillai d'urgence des injections de sérum. Tout le fond de la gorge était absolument tapissé de fausses membranes!

Il s'agissait là de diphtérie pure, non associée, essentiellement bénigne et sans réaction sur l'état général. Il n'en est pas toujours ainsi et, si je cite ce cas limite, c'est pour mieux faire ressortir la différence de début entre une maladie essentiellement bénigne, l'angine herpétique, et une autre maladie susceptible de tuer en quelques heures, l'angine diphtérique !

En dehors de ces cas exceptionnellement graves, l'angine diphtérique a une allure beaucoup plus lente, beaucoup plus insidieuse que l'angine herpétique : il faut en général au poison diphtérique un temps beaucoup plus long pour envahir l'organisme; en revanche, l'intoxication est autrement profonde, et les malades en sortent profondément touchés, alors que quelques jours suffisent après une angine herpétique, pour que la santé générale soit redevenue tout à fait aussi bonne qu'avant l'attaque.

Le séjour à la chambre, quelques gargarismes, un léger purgatif suffiront le plus souvent à débarrasser les enfants atteints d'angine herpétique.

Pour l'angine diphtérique, il n'en est plus de même; grâce au sérum, nous sommes actuellement, très suffisamment armés contre cette affection redoutable : encore est-il, qu'il ne faut pas hésiter à appliquer le remède qui agit d'autant mieux, qu'il est appliqué plus tôt et à bonne dose. Je n'hésite pas à injecter vingt centimètres cubes, même chez les tout petits, et à répéter les doses au besoin tous les jours, tout le temps que la température reste au-dessus de 38°. Il faut se souvenir qu'à la suite d'une diphtérie même bénigne, limitée à quelques points à peine marqués, on peut observer des paralysies graves, tenaces, pour lesquelles, le sérum reste le traitement de choix.

A côté de ces différents maux de gorge qui se traduisent soit par une rougeur diffuse, soit par la présence d'un exsudat blanchâtre ; parfois même à leur suite, on peut observer ce qu'on appelle l'abcès de la gorge, ou l'amygdalite phlegmoneuse.

Les symptômes sont très particuliers et caractéristiques ; dans les cas, assez rares du reste, où il est possible d'examiner la gorge, on aperçoit l'une des deux amygdales très gonflée, abaissant le voile du palais qui est rouge violacé, œdémateux ; les personnes les moins familiarisées avec la médecine n'hésiteront pas à penser à un abcès.

Le plus souvent, en raison de la douleur atroce et de la contracture des mâchoires, il est impossible de rien voir ; mais le diagnostic se fait par cette difficulté même de l'examen, par l'impossibilité d'avaler, de parler : la voix, les cris sont nasonnés, la salive que l'enfant n'avale plus, s'écoule par la bouche, parfois, il y a de véritables menaces d'asphyxie.

Il faut surveiller très attentivement l'évolution de ces abcès : leur ouverture inattendue peut laisser le pus envahir le larynx et les voies respiratoires et tuer l'enfant par asphyxie aiguë. L'intervention est délicate même pour le médecin : j'ai réussi le plus souvent à ouvrir ces abcès avec l'ongle taillé en pointe acérée et plongé dans l'amygdale, au point que l'index a reconnu le plus fluctuant.

A côté de ces abcès de l'amygdale, il faut signaler encore les abcès rétropharyngiens qui ont une physionomie toute particulière et pour lesquels il y a lieu d'intervenir chirurgicalement.

Je ne veux pas abandonner la gorge, sans parler d'une affection fort à la mode depuis un certain nombre d'années et dont la découverte, pour ancienne qu'elle soit, n'avait jamais donné lieu à tant d'interventions : elles sont, dans mon esprit, contemporaines de l'appendicite ; je n'en veux pas inférer qu'il existe entre les deux affections un rapport de cause à effet.

Quoi qu'il en soit, il existe dans la gorge d'un grand nombre d'enfants, de tous pour ainsi dire, des végétations adénoïdes, constituées par un tissu spécial, analogue à celui des amygdales et qui siègent derrière le voile du palais, sur le fond du pharynx, s'étendant parfois en masses épaisses, d'une trompe d'Eustache à l'autre, qu'elles envahissent parfois.

Ces végétations adénoïdes, en empêchant les enfants de respirer librement par le nez, font que ces petits malades respirent uniquement par la bouche ; elles impriment à la face un masque particulier (facies adénoïdien) : les fosses nasales se rétrécissent, la bouche reste constamment ouverte. Comme les végétations envahissent les trompes d'Eustache, il en résulte une surdité plus ou moins accentuée qui fait que les pauvres enfants paraissent moins intelligents.

Le sommeil s'en ressent : les enfants ronflent, ont la gorge sèche, s'éveillent parfois pris d'une toux rauque, qui inquiète les parents.

Les spécialistes accusent les végétations de tous les méfaits ; estiment qu'elles peuvent empêcher l'enfant de se fortifier, de grandir ; pensent qu'elles peuvent déterminer des accidents plus ou moins graves du côté des oreilles, et prédisposer à toute espèce de maladies, y compris la tuberculose pulmonaire. Enumérer le nombre d'enfants qui ont été opérés de végétations adénoïdes est chose impossible.

J'ai été bien souvent consulté pour savoir s'il fallait opérer ces enfants adénoïdiens.

Je n'hésite pas à dire que j'estime qu'on abuse de cette intervention pour les raisons suivantes : d'abord, dans un grand nombre de cas, les végétations s'atténuent et disparaissent spontanément avec l'âge ; par conséquent s'il s'agit d'un enfant déjà grandelet, on peut attendre, et espérer la disparition spontanée de ces végétations ; ensuite et surtout parce que (sauf dans les cas où l'on emploie le galvano-cautère), l'opération ne peut être aseptique.

Je ne m'explique pas, alors que le chirurgien s'entoure actuellement des précautions les plus minutieuses avant de tenter la moindre intervention, que les spécialistes de la gorge et du nez pratiquent cette ablation de végétations dans une région éminemment infectée, sans prendre la moindre précaution, ni avant, ni après l'intervention ? c'est miracle, qu'il ne se produise pas plus d'accidents septiques.

Je n'autorise l'intervention que chez les enfants jeunes, menacés d'accidents de surdité ou d'inflammation du côté de l'oreille, et dont l'état général mauvais ne peut s'expliquer que par la présence de ces végétations : en tous cas, je conseille pour l'ablation des végétations adénoïdiennes l'usage exclusif du galvano-cautère.

CHAPITRE VI

DE QUELQUES TROUBLES DIGESTIFS

Les Vomissements : Leur fréquence au début des maladies. — Vomissements périodiques. — Indigestion. — Embarras gastrique.

La Constipation : Moyens préventifs. — Le pain complet. — Accidents déterminés par la constipation.

La Diarrhée : Sa gravité chez les jeunes enfants. — Le choléra infantile. — La diarrhée dysentériforme.

Les Vomissements. — Les vomissements sont, sans contredit, les accidents les plus fréquemment observés chez les enfants, au même titre d'ailleurs que tous les phénomènes qui sont sous la dépendance du tube digestif.

La principale fonction de l'enfant consiste à s'accroître et par conséquent à s'alimenter : c'est la fonction la plus active chez lui, et par conséquent soumise en raison de son activité même, aux incidents et aux accidents de toute sorte.

Le vomissement s'opère en général facilement chez l'enfant; et grâce à cette facilité, les enfants échappent aux accidents souvent graves d'intoxication alimentaire, depuis l'indigestion jusqu'à l'empoisonnement lui-même.

Ce phénomène n'acquiert de valeur qu'en raison des

maladies dont il est un signe. Quelle différence entre cette sorte de régurgitation qu'on observe chez un nourrisson vorace qui vient de teter copieusement sa mère ou sa nourrice et qui laisse sans effort pour ainsi dire, écouler le trop plein de son estomac, tout comme une bouteille trop pleine; et cet autre vomissement qui se produira chez ce même nourrisson devenu dyspeptique à quelques mois de distance, et qui rejettera invariablement tout ce qu'on lui mettra dans l'estomac, et quelquefois avec une violence telle, que les liquides sont projetés à plusieurs mètres de distance.

Dans le premier cas, le lait vomi n'aura subi aucune altération, ne présentera aucune odeur, et sera en tous points semblable à celui que le bébé viendra de prendre à sa nourrice.

Chez l'autre, le lait, à peine arrivé dans l'estomac sera caillebotté tout de suite, sûrira, et présentera, en quelques instants, l'odeur infecte de la fermentation butyrique.

S'il s'agit d'enfants déjà grandelets, s'alimentant, à tort d'ailleurs, comme tout le monde, quelle différence entre le vomissement copieux, facile de l'indigestion à peine précédé de malaise, et ces vomissements dus à l'abus de la viande, que Comby a si bien décrits et qui répondent parfaitement à une entité clinique : vomissements quasi incoercibles, durant plusieurs jours, se répétant à chaque instant, jour et nuit, à propos de rien et de tout, et s'accompagnant de phénomènes nerveux assez accentués pour faire penser à la méningite.

Il n'existe pour ainsi dire pas de maladie chez l'enfant, qui ne débute par un ou plusieurs vomissements, et si la fièvre peut servir à opérer, dans les maladies de l'enfance, une première grande division entre les maladies fébriles, et les maladies apyrétiques; les vomissements pourraient eux aussi permettre de créer une division plus schématique celle-là, entre les maladies à vomissements, et celles où ils font défaut.

Quand un enfant vomit, il est indispensable d'examiner le vomissement, et même de le conserver pour le montrer au médecin. Il y a toujours quelque chose d'utile à observer dans un vomissement; les enfants ne crachant pas — j'ai insisté sur ce fait autre part (1) — on y retrouvera les crachats dans le cas d'affection bronchopulmonaire. On se rendra compte si le vomissement n'est qu'alimentaire, dans les cas d'indigestion simple; s'ils sont muqueux, bilieux; s'ils contiennent du sang.

Il est utile de pouvoir indiquer au médecin comment s'est produit le vomissement : s'il a été précédé ou accompagné de malaise, de pâleur, de nausées; s'il s'est produit avec effort; ou au contraire si l'enfant a vomi copieusement et a été pour ainsi dire surpris par son vomissement, comme on l'observe dans les cas de vomissements déterminés par une maladie des centres nerveux, notamment par la méningite.

Bien souvent les enfants ne se rendent pas compte qu'ils ont mal au cœur et qu'ils vont vomir. Ainsi que je le disais plus haut, le vomissement s'opère bien plus facilement chez l'enfant que chez l'adulte : les enfants sont souvent surpris par cet accident, dont les prodromes sont souvent si pénibles et parfois même si graves chez les grands et surtout chez les vieillards.

---

(1) PAUL MANTEL : *Contribution à l'étude de la tuberculose infantile : Hémorragies pulmonaires chez les enfants au-dessous de sept ans.— Progrès médical*, 1887.

J'ai vu nombre d'enfants sur le point de vomir, se plaindre d'avoir mal au ventre, ou même mal au cou : dans ce dernier cas, j'estime que cette douleur est en rapport avec un peu de régurgitation de quelques matières acides ; une sorte de pyrosis. Généralement l'enfant, comme l'adulte d'ailleurs, est notablement soulagé par le vomissement.

Combien fréquents sont les cas, où l'enfant après avoir mangé trop avidement, sans mâcher des aliments qui ne lui conviennent pas, devient triste, s'écarte des jeux commencés, s'isole, paraît réfléchir, pâlit et se refroidit. Mains et pieds sont glacés, la tête un peu chaude, le thermomètre monte un peu, quelquefois beaucoup (40°); puis après avoir accusé cette douleur du ventre ou du cou, l'enfant vomit copieusement une demi-cuvette, où se rencontrent, à peine altérés, tous les aliments du repas précédent; un seul vomissement, deux parfois, suffisent à vider l'estomac ; l'enfant s'endort le corps moite, et au réveil il n'est plus question de rien. Ces vomissements n'ont évidemment aucune gravité ; néanmoins il est bon de veiller à ce que ces accidents ne se renouvellent pas trop souvent, car la dyspepsie, la dilatation de l'estomac guettent ces récidivistes de l'indigestion ; et il ne faut pas bien longtemps pour faire d'un superbe enfant, un malheureux dyspeptique qui sera à chaque instant arrêté dans ses études et dans sa croissance.

Ces vomissements d'indigestion qui ne présentent guère d'inconvénients chez les enfants déjà grands, en ont davantage chez les tout petits, et j'ai été témoin plusieurs fois, d'accidents extrêmement graves, déterminés par une indigestion de lait. Celui-ci, pris en trop grande quantité, se prend en un gros caillot plus dur que du fromage de Gruyère, et détermine des convulsions et même la mort !

Le traitement de ces vomissements de l'indigestion est surtout préventif. Régulariser et espacer les tetées, ou les biberons, chez les tout petits; interrompre plusieurs fois le repas, donner quelques cuillerées d'eau de Vals, d'eau de Vichy ou d'eau de chaux. Chez les plus grands, veiller à écarter les mets indigestes, exiger un repas du soir peu copieux, insister pour que l'enfant mange lentement et mâche ses aliments, les lui couper finement, au besoin les passer au hâchoir, ne permettre ni vin, ni boissons excitantes, veiller à ce que l'enfant ne change pas brusquement de température après le repas. Un point essentiel est d'éviter la constipation et de vider l'intestin à l'aide de lavements purgatifs.

J'appelle l'attention sur un certain nombre d'aliments qui sont bien souvent la cause d'accidents d'indigestion sévère, et parfois inquiétante.

D'abord, ce qui étonnera probablement beaucoup de mamans et de médecins : les œufs ! Bien nombreux sont les enfants, les petits surtout, qui ne supportent pas les œufs, notamment les œufs un peu cuits : si l'on veut bien réfléchir à ce qu'est du blanc d'œuf cuit, on ne s'étonnera guère que la digestion en soit laborieuse. Mais j'ai même vu des accidents déterminés par l'œuf cru, et même par le jaune.

Il y a des enfants qui ne tolèrent les œufs sous aucune forme : éruptions variées, urticaire, indigestion, embarras gastriques fébriles; j'ai observé bien souvent tous ces accidents au premier essai de l'introduction de l'œuf dans l'alimentation des jeunes enfants. Je ne me suis jamais bien expliqué cette idiosyncrasie, mais j'affirme qu'elle existe.

Un aliment d'un ordre tout différent détermine des

accidents analogues : ce sont les petits pois et les raisins de Corinthe. Ici le mécanisme est différent : les petits pois et les raisins en question, insuffisamment écrasés et mâchés, se remplissent par endosmose et acquièrent dans les voies digestives un volume double, triple de leur volume normal et agissent mécaniquement.

Enfin les fraises crues déterminent fréquemment des accidents du même ordre.

Il suffit d'être averti pour éviter les accidents. Ainsi que je le disais au début de ce chapitre, les fonctions digestives étant les plus actives chez les enfants, sont par cela même les plus souvent troublées et occasionnent des accidents de toutes sortes depuis la simple indigestion jusqu'aux intoxications les plus graves. Ces accidents sont la porte d'entrée de toutes sortes de maladies.

Je me suis admirablement trouvé de conseiller aux mamans de soumettre les enfants d'une façon systématique au régime suivant.

Plusieurs fois par an, une ou deux fois par mois même, chez les récidivistes de l'indigestion et de l'embarras gastrique, je fais prendre pendant une semaine tous les deux jours, soit trois fois, une petite dose de calomel : cinq, dix, quinze centigrammes (jamais plus). Les jours intercalaires et pendant quinze jours ou trois semaines : cinquante centigrammes à un gramme de benzonaphtol.

Je n'en suis plus à compter les succès pour tout ce qui a trait aux intoxications gastro-intestinales et à leurs complications éloignées, telles que certaines éruptions, et quelques troubles nerveux, tels que les terreurs diurnes et nocturnes, et même les accès de somnambulisme.

J'ai insisté surtout sur les vomissements dus à l'indigestion, parce que ce sont à coup sûr les plus fréquents, et que les mamans pourront d'elles-mêmes, à l'aide des conseils ci-dessus énoncés, les éviter à leurs enfants, les traiter s'ils se produisent, et en empêcher la reproduction.

Le meilleur moyen de combattre le vomissement, quelle qu'en soit la cause, c'est d'éviter de mettre quoi que ce soit dans l'estomac : Repos de l'organe, telle est la principale indication.

L'enfant refuse d'ailleurs instinctivement tout ce qu'on lui présente : et il en indique la raison : « J'ai peur de vomir. »

On se contentera de quelques cuillerées à café d'Eau de Vals, de Vichy ou d'Evian. L'ancienne préparation qu'on appelle la Potion de Rivière m'a rendu de réels services à la dose d'une cuillerée à café de chacune des deux potions, toutes les heures. L'acide carbonique auquel cette préparation donne naissance explique également les bons résultats obtenus à l'aide de l'Eau de Seltz et du Champagne.

Je n'hésite pas à prolonger la diète absolue jusqu'à cessation complète des vomissements, quitte à soutenir l'enfant avec des lavements nutritifs.

Il est rare que les vomissements existent seuls comme manifestation d'un état de souffrance des voies digestives. Bien souvent on observe en même temps la constipation ; plus souvent encore la diarrhée.

Plus fréquemment que les vomissements, ces deux phénomènes existent seuls chez l'enfant et constituent toute la maladie.

La Constipation. — Nombre d'enfants sont constipés dès leur naissance et le demeurent jusque vers l'âge de deux ans et même plus longtemps, jusqu'au moment où l'alimentation se rapproche de l'alimentation de l'adulte.

Cette constipation, compatible d'ailleurs avec la santé la plus parfaite, du moment où l'on y remédie par des moyens artificiels, est due le plus souvent à une assimilation trop complète et à une insuffisance de déchets.

Néanmoins, les enfants constipés, en dehors d'accidents plus sérieux que nous étudierons plus loin, présentent presque toujours des troubles du côté de la peau, sous forme d'éruptions de toutes sortes, s'accompagnant le plus souvent de démangeaisons ; leur sommeil est moins calme, troublé par des rêves, des cauchemars, parfois effrayants, des terreurs nocturnes et même diurnes, du somnambulisme.

Tous ces phénomènes sont dus non pas tant à la constipation elle-même qu'à la rétention, à la fermentation des matières qui intoxiquent l'enfant.

Déterminée par une assimilation trop complète au début de la vie, la constipation est entretenue par la paresse de l'enfant qu'on a pris l'habitude d'aider par des moyens artificiels (suppositoires, lavements, laxatifs): le bébé n'a pas le courage de faire l'effort suffisant; d'autre part comme le passage des matières durcies le fait souffrir, il hésite encore davantage.

Les écarts de régime, l'abus des bonbons, des sucreries exercent également une influence fâcheuse sur ce phénomène qu'il faut s'efforcer de combattre tout de suite, car en dehors des petits ennuis que j'ai signalés plus haut, la constipation peut déterminer des accidents plus sérieux que je vais énumérer ici.

L'un d'eux consiste dans la chute du rectum : sous l'influence des efforts soit spontanés soit provoqués par un remède irritant, l'intestin, une portion plus ou moins importante du rectum, sort par l'anus, au grand effroi des mamans qui voient ce bourrelet rouge sanguinolent, et se demandent ce que cela peut être.

Dans la majorité des cas, la chute ou prolapsus du rectum n'offre pas de gravité : il suffira, après avoir lotionné doucement le bourrelet intestinal avec de l'eau boriquée tiède, de l'enduire de vaseline et soit avec les doigts, soit avec une compresse propre, de refouler doucement l'intestin qui rentrera tout seul. J'ai eu l'occasion d'en observer un grand nombre de cas, dont deux d'entr'eux étaient particulièrement importants : tous ont guéri par les procédés les plus simples. Il n'en va pas toujours ainsi : parfois il se produit un véritable étranglement avec gangrène, et on est amené à pratiquer des opérations parfois graves.

Les efforts de défécation nécessités par la constipation, ont pu être le point de départ de hernies intestinales de différentes sortes.

Chez les enfants constipés, on observe assez fréquemment des poussées congestives, des convulsions, notamment au moment des crises dentaires : toujours fâcheuse, la constipation devient dangereuse à ce moment, et il faudra s'efforcer alors de la combattre par tous les moyens possibles.

Notons enfin qu'on a accusé la constipation de prédisposer à l'appendicite, et qu'elle joue un grand rôle dans l'entérocolite muco-membraneuse.

Il faut donc s'appliquer, dès la naissance, à lutter contre ce phénomène.

S'il est parfaitement inutile de gorger les nouveau-nés, du fameux sirop de chicorée, il ne faudra pas hésiter, chaque fois que cela sera nécessaire, à donner un léger laxatif : un mélange par parties égales d'huile de ricin et d'huile d'amandes douces, pourra être avantageusement employé ; plus tard l'huile de ricin seule pourra être administrée à la dose d'une cuillerée à café de temps en temps.

C'est surtout du côté de l'alimentation qu'il faut chercher le remède. Si l'enfant est nourri exclusivement au sein, il faudra réglementer le nombre et la durée des tetées; il faudra surveiller la nourrice, dont on variera l'alimentation, de façon à agir par son intermédiaire sur le bébé.

Si l'enfant est élevé au biberon, il faudra, par des coupages appropriés, par l'adjonction de miel, de manne, d'eaux minérales assurer des selles plus faciles.

Je me suis trouvé assez bien de sucrer le lait des biberons avec de la manne dont la dose est fixée par tâtonnements : un, deux, quelquefois plusieurs petits cubes de manne suffisent à donner des selles normales.

Dès que l'enfant est un peu plus grand et commence à aller sur le vase, il faut l'habituer à se présenter à la garde-robe à la même heure : il devra rester sur le siège jusqu'à évacuation complète : combien d'enfants paraissent aller quotidiennement à la selle, et qui ne vident jamais leur intestin. La propreté du vase, un peu d'eau chaude dans le fond, quelques massages sur le ventre feront le reste.

Malgré toutes ces précautions, j'ai observé certains enfants qui restaient constipés, et chez lesquels il fallait user constamment de lavements, de laxatifs, de suppositoires glycérinés, et même de purgatifs.

Sans la mise en action de cet arsenal, la constipation restait opiniâtre : et on assistait à ces troubles gastro-intestinaux dus aux fermentations toxiques ; langue sale, haleine fétide, vomissements, maux de tête, paresse intellectuelle.

Devant l'irrégularité, et l'inconstance de tous ces moyens, j'ai cherché et j'ai trouvé un remède qui ne m'a pas fait défaut une seule fois, qui s'applique surtout pendant et à partir de la seconde enfance, mais qu'on peut déjà appliquer chez les plus petits sous forme de panades : ce moyen c'est le pain complet.

Simple, peu coûteux, agréable, le pain complet agit aussi bien sur les enfants que sur les adultes. Il s'agit tout simplement de remplacer la quantité de pain que l'enfant absorbe quotidiennement, par la même quantité de pain complet.

Comme il n'existe pas partout, je crois rendre service en donnant la manière dont il doit être fait.

Le pain complet est fait avec de la farine de froment brute, contenant « *tout* » le blé ; cette farine quand elle est de bonne qualité, est propre, sent bon, et est très appétissante ; il paraît que la fabrication du pain avec cette farine n'est pas très facile.

J'ai demandé à un boulanger de Saint-Omer qui a bien voulu, sur mon conseil, le fabriquer, et qui ne doit pas avoir lieu de s'en repentir, la façon de faire ce pain :

« Il faut se procurer de bon froment ; le faire moudre au brut ; faire un petit levain avec un peu de levure de grain : trois cents grammes de levure sèche pour quinze kilogrammes de farine brute. Il est nécessaire de couler l'eau, suivant la température extérieure, et il faut pétrir assez dur ; suivant que le temps est froid ou chaud, il y a une différence dans la fermentation : s'il fait chaud, il faut moins de levure et réciproquement. Il est bon, de laisser reposer la farine pendant une quinzaine de jours avant de s'en servir. »

Ce pain m'a donné des succès constants chez tous mes constipés grands ou petits.

Dans notre pays des Flandres où le beurre est excellent, cet aliment constitue (comme corps gras) un précieux adjuvant.

Pour les invétérés, j'ajoute qu'à chacun des repas, on aura sur la table, pain d'épices, pruneaux, compotes de fruits cuits; l'usage de la bière, de quelques légumes cuits (salades cuites, épinards) et au besoin un peu de café au lait pour le petit déjeûner, un doigt de crême dans le café pour les grands.

Il faut convenir que ce remède est de tous points préférable, aux pilules les plus vantées, et les plus célèbres.

En dehors de cette action réellement laxative, le pain complet présente l'avantage d'introduire dans l'économie une proportion de phosphore plus considérable (le double environ) que le pain blanc; ce phosphore est absorbé et assimilé, ainsi que l'ont démontré les expérimentations du Dr Surmont. (*Echo médical du Nord*. Décembre 1904.)

Nous venons de voir que la constipation était extrêmement fréquente chez les enfants et j'ai indiqué les incidents dont elle pouvait être la source : incidents d'intoxication pour la plupart aboutissant au vomissement.

En face d'une constipation opiniâtre, rebelle à toute médication, et s'accompagnant de vomissements accomplis sans efforts, il faudra songer à la possibilité d'une méningite si l'on observe en même temps de violentes douleurs de tête chez un enfant dont l'état général est peu satisfaisant depuis quelque temps déjà, et qu'aucune affection des voies digestives ne vienne expliquer l'apparition de ces différents symptômes : dans ce cas il est rare que la fièvre existe.

Vomissements et constipation avec élévation de température notable (39°-40°), le tout débutant assez brusquement chez un enfant bien portant jusqu'alors, feront penser à l'embarras gastrique, à la fièvre typhoïde.

Disons tout de suite à ce propos que l'embarras gastrique fébrile, peut à lui seul constituer une maladie; mais que bien souvent cette réunion de symptômes s'observe au début d'un grand nombre d'affections aiguës de l'enfance.

La Diarrhée. — Nous venons de voir quelles significations comportait chez l'enfant l'association des vomissements avec la constipation. Avec la diarrhée, le vomissement annonce le plus souvent une affection terrible qui enlève un nombre considérable de nouveau-nés : le choléra infantile, la diarrhée cholériforme.

En quelques heures l'enfant le plus robuste peut être enlevé par cette redoutable affection avant qu'on ait eu le temps de lui opposer le moindre remède !

Hâtons-nous de dire que si nous sommes malheureusement impuissants contre ce mal lorsqu'il évolue avec cette rapidité déconcertante, nous sommes tout-puissants pour la prévenir.

Chez tout enfant nourri « *exclusivement au sein* », je n'ai jamais vu de diarrhée grave.

Voilà le remède souverain : nourrissez votre enfant au sein et vous n'aurez pas à trembler si le bébé a de la diarrhée.

En dehors de la nourriture au sein, soyez d'une propreté minutieuse, ridicule pour tous les objets qui doivent être en contact avec votre enfant — et surtout pour tous les ustensiles qui servent à son alimentation — et par-dessus tout pour ses aliments.

On a déjà fait énormément dans cette voie : on ne fera jamais assez.

Apprenez par cœur, faites apprendre par cœur à vos enfants l'admirable catéchisme du Pr Pinard (1); grâce à lui, le choléra infantile disparaîtra du cadre nosologique.

---

(1) *La Puériculture du premier âge.*

Heureusement toute diarrhée n'a pas cette signification grave. A mesure que l'enfant avance en âge, sa constitution devient plus robuste et il devient plus apte à résister à l'infection.

Néanmoins, surveillez constamment les selles des petits enfants : dès que leur nombre, leur couleur, leur odeur vous paraissent anormales, faites appeler votre médecin, et montrez-lui le corps du délit.

Le plus souvent il s'agira, si l'enfant est au sein, ou nourri avec une propreté irréprochable, d'une simple indigestion : il aura pris trop de lait; celui-ci n'aura pas été suffisamment étendu relativement à l'âge du bébé : au lieu de deux ou trois selles jaunes d'or bien liées, il s'en sera produit six ou huit avec des parties blanches, d'autres verdâtres : l'odeur sera plus forte, plus acide ; peu à peu, si vous n'y prenez garde, elles deviendront plus liquides, mousseuses, glaireuses; l'enfant en même temps poussera des cris violents, agitera ses petits membres en proie à des coliques qui sont « *terriblement douloureuses* ».

Le ventre sera tendu, ballonné, il se produira des émissions de gaz infects, parfois les fesses, le pourtour de l'anus deviendront rouges, seront le siège d'excoriations, dues à l'acidité des selles et qui augmenteront les douleurs éprouvées par le pauvre bébé.

La température s'élèvera, la face pâlie et grimaçante indiquera les souffrances du pauvre petit; les yeux se cerneront, s'agrandiront : la peau deviendra grise, terne, terreuse; et en deux ou trois jours personne ne pourra plus reconnaître dans ce petit moribond, à l'air vieillot, à la peau flasque, aux membres amaigris, au ventre ballonné, le bébé frais et rose, gras et gai qu'était votre enfant avant cette terrible diarrhée.

Ici comme pour les vomissements, la règle est de ne rien mettre dans cet intestin irrité : tout ce qui peut y entrer est immédiatement expulsé à la suite de contractions douloureuses.

Pour les enfants exclusivement nourris au sein et pour ceux dont on ne peut suspecter l'infection alimentaire, il s'agira d'une irritation passagère peu grave pour laquelle un léger purgatif suffira : un peu d'huile de ricin, ou mieux encore une petite dose de calomel remet bien vite les choses au point.

Si malheureusement on a affaire à cette diarrhée verte, au choléra infantile, le calomel pourra encore être indiqué au début; mais c'est ici qu'il faut recourir à la diète hydrique : un peu d'eau bouillie donnée à petites doses à la fois et fréquemment répétées, car l'enfant est tourmenté par une soif atroce, que je suis d'avis de calmer, du reste.

Si les vomissements s'opposent à toute introduction de liquide dans l'organisme, et que l'intestin ne tolère rien, il ne faut pas oublier que les injections de sérum peuvent rendre d'importants services en restituant à l'organisme une partie de l'eau à lui soustraite par les évacuations incessantes.

Je ne dirai qu'un mot de la diarrhée dysentériforme, qu'on observe rarement dans notre pays à l'état grave. Elle est caractérisée par la présence de sang dans les selles. Le meilleur remède consiste dans le régime lacté absolu, le repos, les applications chaudes sur le ventre, les lavements laudanisés et l'ipéca.

CHAPITRE VII

LES ÉRUPTIONS ET LES FIÈVRES ÉRUPTIVES

Les érythèmes, les eczémas, l'impétigo, les engelures. — L'urticaire et le zona. — La rougeole. — La scalartine. — La variole. — La varicelle.

Les enfants, en raison même de la finesse, de la vascularisation, et du peu de résistance de leur peau, sont soumis très fréquemment, à toute une série d'affections cutanées. Je n'étudierai que les principales, celles qu'on rencontre tous les jours, laissant les autres aux spécialistes.

On peut dire, au moins pour les maladies de la peau que je vais passer en revue, que la plupart du temps, ces éruptions tiennent à un trouble des fonctions gastro-intestinales : c'est la peau qui est frappée, alors que c'est le tube digestif qui est malade. Cela tient à ce que la peau étant un émonctoire merveilleux, elle est le siège d'une élimination active des toxines emmagasinées et issues d'une alimentation défectueuse; sous l'influence de cette suractivité fonctionnelle, et au contact des produits irritants qu'elle élimine, elle s'enflamme et se couvre de ces éruptions qui tourmentent terriblement le bébé et désolent la maman qui souffre dans son affection et un peu dans sa coquetterie.

Parmi ces éruptions, il en est une espèce qu'on appelle : les érythèmes (1).

Il en est deux surtout qu'on rencontre fréquemment : l'érythème simple des nourrissons, et l'érythème sudoral.

L'érythème simple des nourrissons s'observe non seulement chez les enfants, mal tenus, mal soignés, insuffisamment changés et lavés, mal nourris, atteints de diarrhée, mais aussi chez d'autres mieux soignés, mais trop gros.

Chez les premiers, le contact des urines, des matières, l'acidité des selles et des urines déterminent aux fesses et aux cuisses des taches rouges ou rosées, qui peuvent s'excorier, suinter, et présenter des fissures, des vésicules et des papules plus ou moins saillantes.

Chez les seconds, les lésions sont moins accentuées; les taches érythémateuses siègent surtout au niveau des plis où s'accumule la graisse : aux cuisses, aux aines, au cou même.

Ce qui fait le danger de ces érythèmes, ce sont précisément les plaies auxquelles ils donnent lieu et qui, en raison de leur siège, s'infectent facilement, et donnent lieu à des adénites, à des abcès, à l'érysipèle et même à des phlegmons et à de la gangrène.

Le remède consiste dans une propreté minutieuse, dans la surveillance du régime alimentaire; j'ai presque toujours réussi à débarrasser les bébés, en leur mettant en permanence sur les fesses un cataplasme d'amidon cuit

(1) Erythème veut dire : rougeur.

dans l'eau boriquée et arrosé de cette même eau, et même de liqueur de Van Swieten.

L'érythème sudoral, ou miliaire, est également très fréquent; on l'observe chez les enfants plus âgés; il est déterminé par la chaleur et la transpiration. Cet érythème siège plus spécialement à la face, au cou, sur le dos et la poitrine : toutes ces parties sont rouges, ou roses, et recouvertes de vésicules très petites, accompagnées de démangeaisons.

On observe également une éruption voisine de cet érythème sudoral, sur les parties découvertes et exposées au soleil, surtout au bord de la mer. Ces petites éruptions sont le siège de démangeaisons vives : j'ai remarqué que les vêtements de laine (voilettes, mitaines, gilets de flanelle) pouvaient avoir une certaine influence sur leur apparition.

Les lotions alcoolisées, les bains d'amidon cuit, l'application de poudres inertes (talc, bismuth, borate de soude) m'ont rendu souvent service.

Je veux signaler aussi l'éruption déterminée sur les parties découvertes par les coups de soleil du bord de la mer : il est bien rare que les petits baigneurs y échappent; la réverbération du soleil sur le sable, le contact de l'eau salée, irritent les pauvres petits mollets, et j'ai parfois vu un accès de fièvre accompagner ces érythèmes balnéaires. Bien vite la peau s'y habitue et les enfants reviennent de la mer hâlés et brunis, au prix de quelques douleurs que la farine de seigle calme très vite.

Le froid détermine également une sorte d'érythème que les mamans connaissent bien : ce sont les engelures.

Les mains, les pieds, le nez, les oreilles sont surtout le siège des engelures. Elles sont constituées par des plaques violacées, bleuâtres, douloureuses, et sont souvent le siège de démangeaisons insupportables, surtout pendant la nuit. Ce sont les enfants grandelets qui sont surtout atteints, et on observe ces accidents surtout pendant l'hiver.

Souvent les engelures « *s'entament* », et sont le siège d'ulcérations.

L'huile de foie de morue, le sirop antiscorbutique, l'iode à l'intérieur sont de bons moyens préventifs. Les badigeonnages de teinture d'iode et les lotions camphrées soulagent les démangeaisons.

S'il y a des crevasses, il faut redoubler de soins de propreté et protéger les plaies contre l'air et les poussières.

A côté de ces érythèmes qui évoluent sans fièvre, je dois signaler l'érythème noueux qui atteint les enfants de cinq à six ans et qui est caractérisé par des espèces de nodosités assez profondes variant entre le volume d'une lentille et celui d'une grosse noisette, recouvertes de taches rouge violet; ces nodosités siègent sur les membres au-dessous des genoux et des coudes : elles sont très douloureuses à la pression.

En même temps, il existe de la fièvre et de l'embarras gastrique.

C'est une véritable petite maladie infectieuse, qu'on a voulu rapprocher du rhumatisme à cause des douleurs articulaires qui l'accompagnent toujours.

Il est bien difficile de se prononcer à cet égard : je trouve entre cet érythème noueux et certains cas de purpura fébrile, une analogie assez grande.

Le traitement est purement symptomatique jusqu'ici, ce qui prouve bien qu'on n'est nullement fixé sur la pathogénie de cette petite maladie.

Parmi les différentes sortes d'éruptions qu'on rencontre chez les enfants, notamment au moment du sevrage, il faut citer les différentes sortes d'eczéma ; (croûtes de lait, soies, telles sont les dénominations qu'on leur donne couramment). La plupart du temps, quand on se décide à nous amener les pauvres bébés, on a déjà essayé mille remèdes, tous plus ou moins bizarres, issus de l'ignorance et de la crédulité publiques. Graisses, onguents, fomentations avec toutes sortes d'herbes ont été essayés pour le plus grand dommage de la peau du pauvre petit être, qui se gratte et s'écorche, s'inocule tout ce qui passe à portée, heureux quand il échappe aux abcès ganglionnaires, aux lymphangites, aux érysipèles !

La plus grande partie de ces éruptions, qu'on s'imagine être une affection locale, et qu'on ne guérit jamais, si on s'entête dans cette conception fausse, sont dues à une intoxication gastro-intestinale. Survenant à l'occasion d'un changement de régime, elles témoignent d'une assimilation mauvaise, d'une fermentation. Débutant la plupart du temps par la face, au pourtour du nez et de la bouche, où la peau est irritée constamment par une salivation d'autant plus abondante que les fonctions stomacales sont plus défectueuses, et qu'on ne manque pas d'ailleurs d'attribuer à la dentition, débutant, dis-je, sous forme d'une inflammation de la peau et une sorte de desquamation de l'épiderme, furfuracée, dartreuse, ces éruptions ne tardent pas à s'aggraver, à s'étendre sous l'influence d'une médication intempestive locale, que je signalais : l'emploi des éponges dans la toilette du bébé, usage que j'ai condamné plus haut, entretient indéfiniment cette irritation cutanée.

Pour débarrasser les pauvres bébés qui sont parfois méconnaissables, il n'y a qu'un moyen qui agira à coup sûr, si on a la patience d'y soumettre l'enfant.

La première chose à faire c'est de surveiller le régime

alimentaire et revenir pour le moment au régime qu'avait l'enfant au moment où l'affection a débuté. Proscrire absolument ces repas pris avec les parents, où l'enfant, à la grande satisfaction de tout l'entourage ravi, commence à manger de tout, comme un grand : c'est à qui lui donnera un peu de sa portion, y compris, hélas! vin, bière, café; et même (j'en ai été témoin plusieurs fois) liqueurs spiritueuses, en tout cas très alcoolisées!!!

Veiller à la propreté rigoureuse des objets de toilette, sacrifier immédiatement toute espèce d'éponge, et ne se servir que de linges, soit d'une serviette, soit et mieux d'un gant en tissu pelucheux. Gant ou serviette doivent, « *en tous cas* », avoir été bouillis soit après la toilette, soit même une deuxième fois avant.

Ne se servir que d'eau bouillie, dans laquelle on mettra avec avantage, du son, de l'amidon cuit, et même un peu d'eau boriquée.

S'il s'est déjà formé des croûtes, je les fais tomber avec des cataplasmes d'amidon, et je me sers uniquement de poudre inerte (lycopode, fécule, ou composé de bismuth, borate de soude, talc de Venise).

Si l'affection a envahi le corps, on retirera avantage des grands bains avec de l'eau « *bouillie* » et dans laquelle on aura mis de l'« *amidon cuit* ».

Ces soins locaux ne serviront absolument de rien si parallèlement, on n'a pas modifié le régime de l'enfant et procédé à la désinfection du tube digestif à l'aide du calomel et du benzonaphtol.

Ce traitement qui demande à être continué assez longtemps, trois à six semaines et même davantage ne m'a jamais fait défaut. Au moindre retour offensif, il ne faut pas hésiter à revenir aux désinfectants intestinaux. Il est bien entendu que les soins locaux sont de toute nécessité.

Cet eczéma est constitué par une inflammation de la peau ; celle-ci, sur un fond allant du rose tendre au rouge brun, est recouverte de petites vésicules qui se touchent : claires, transparentes, elles s'ouvrent et laissent suinter un liquide collant qui se prend en croûtes plus ou moins épaisses ; il siège le plus souvent aux oreilles, aux narines, autour de la bouche et des yeux ; de là, il envahit toute la face, le cuir chevelu ; parfois, il gagne tout le corps, et j'ai vu de ces pauvres bébés, dont la peau entière était prise, torturée par des démangeaisons insupportables, et aussi par des douleurs atroces, guérir, en quelques jours, complètement sous l'influence d'un traitement approprié.

A côté de « l'eczéma » existe une autre affection très commune, très semblable à lui, bien que très différente par sa nature : c'est l'impétigo.

Cet impétigo est déterminé par la présence d'un microbe (probablement le staphylocoque) qui s'installe dans les pustules et les concrétions jaunâtres caractéristiques ; il est contagieux.

L'impétigo débute par une rougeur, sur laquelle pousse une vésicule ; le liquide, d'abord clair, se trouble ; la vésicule se rompt, et un liquide jaune soufre, se prend en croûtes — il y a de ces groupes qui sont énormes ; — le plus souvent les vésicules sont isolées, peu nombreuses, et siègent à la figure. L'enfant, en se grattant, les dissémine un peu partout.

L'évolution se fait par poussées, qui peuvent durer plusieurs semaines.

Après leur disparition, la peau reste pigmentée pendant un certain temps, puis le tout disparaît, sans laisser de traces, ni de cicatrices.

C'est dans cette affection, que la propreté minutieuse et que la médication antiseptique rendent d'éminents services. La liqueur de Van Swieten et l'iodoforme en poudre, ou en pommade, m'ont toujours permis de triompher rapidement de l'impétigo.

Nous venons de voir que les enfants pouvaient être atteints d'éruptions de nature bien diverse, sans que leur état général en souffrît, ou tout au moins sans qu'il y eût de fièvre.

Quelquefois, par leur étendue, leur intensité, et surtout leurs complications (abcès, lymphangites, adénites), ces éruptions peuvent s'accompagner d'élévations de température, passagères le plus souvent, et en tous cas n'apparaissant guère (notamment lorsqu'elles sont causées par les complications), qu'après un temps déjà long.

Entre ces éruptions, véritables maladies de peau, et celles qui caractérisent les fièvres éruptives, il en est d'autres, qui peuvent être considérées comme des intermédiaires : sans être des fièvres éruptives, ce sont des éruptions avec fièvre ; parmi elles, l'une des plus fréquemment observées, est l' « *urticaire* » appelée aussi fièvre urticaire.

Cette petite affection est déterminée à coup sûr par une intoxication, la plupart du temps, d'origine alimentaire, comme on l'observe d'ailleurs dans l'empoisonnement par certains coquillages, notamment par les moules, et chez certains enfants, par le poisson.

Il y a à cet égard des susceptibilités individuelles remarquables. J'ai quelques-uns de mes petits clients qui ne supportent pas l'odeur du poisson ; il suffit qu'on en cuise dans la maison, pour qu'ils soient couverts d'ampoules. D'autres éprouvent les mêmes inconvénients s'ils se servent d'un ustensile (cuiller, assiette) qui a été en contact avec le poisson.

L'explication de ces faits ne me paraît pas très facile; je me borne à les constater.

Pour ce qui est de l'urticaire avec poussée de fièvre, la plupart du temps, l'éruption s'accompagne d'embarras gastrique.

La peau est couverte de plaques surélevées, blanches à la partie centrale, rouges sur les bords; le tout un peu induré et sensible, et le siège de démangeaisons insupportables : cette éruption ressemble absolument à celle qui survient après les piqûres d'orties.

Contrairement à celles-ci, qui ne siègent qu'à l'endroit piqué, l'éruption de l'urticaire a pour caractère essentiel la mobilité : en quelques moments, elle disparaît pour envahir un point voisin; elle présente les dimensions les plus diverses : depuis de simples points, jusqu'à des plaques qui envahissent la moitié du tronc (urticaire géante).

Cette petite fièvre ortiée n'a guère de gravité : un purgatif, quelques doses d'un désinfectant intestinal, des applications de poudres inertes (fécule, amidon, lycopode) suffisent la plupart du temps.

Dans certains cas, l'éruption paraît envahir les muqueuses et provoque de la toux, parfois même des accès d'étouffement, de la diarrhée.

Les yeux sont rouges, les paupières bouffies, tuméfiées.

Depuis l'usage des injections de sérum on observe assez fréquemment quelques jours après l'injection, une poussée d'urticaire très fréquemment fébrile : j'ai vu le thermomètre monter à 40° dans un cas analogue. Tout se passe bien la plupart du temps.

Chez certains enfants, les arthritiques surtout, on

observe des poussées d'urticaire chronique, qui cèdent difficilement et pour lesquelles les bains d'amidon, les préparations arsenicales et quelques tisanes dépuratives m'ont paru la médication préférable.

A côté de l'urticaire fébrile, on peut ranger le « *zona* ». L'herpès zoster ou zona est également une petite maladie fébrile fréquemment observée chez l'enfant, chez lequel elle évolue un peu différemment que chez l'adulte.

La caractéristique de cette petite affection est une éruption de vésicules d'herpès qui se groupent sur le trajet d'un filet nerveux; les groupes sont rarement très nombreux, ils sont assez distants les uns des autres et siègent presque toujours d'un seul côté du corps; les vésicules siègent généralement sur une portion de peau, qui se colore en rouge assez intense; elles ne tardent pas à se rompre, à se dessécher et à laisser de petites croûtes à leur place.

Ces sortes d'îlots rouges, couverts de vésicules distribuées quasi géographiquement avec discrétion, sont véritablement typiques ; et il suffit d'en avoir vu un exemple, pour les reconnaître tout de suite.

Contrairement à ce qui se passe chez l'adulte, le zona des enfants est peu douloureux ; il s'accompagne de démangeaisons et d'une légère élévation du thermomètre.

Le meilleur remède consiste à soustraire les plaques à l'influence de l'air, à l'aide d'un mélange, à parties égales, d'huile et de laudanum qu'on recouvre d'une poudre inerte (bismuth, fécule, amidon).

Je n'ai pas cru devoir passer sous silence ces deux petites maladies : d'abord parce qu'elles sont assez fréquentes, qu'on peut les combattre facilement, et qu'elles me paraissent former le lien naturel entre la simple maladie de peau, affection essentiellement locale, et la véritable fièvre éruptive, maladie générale, d'une gravité souvent redoutable.

Les fièvres éruptives sont la rougeole, la scarlatine, la variole et la varicelle.

Je n'ai pas l'intention de décrire ces maladies ; mais, on les observe si fréquemment, qu'il m'a semblé impossible de les passer sous silence, dans un chapitre où je m'occupe des éruptions chez l'enfant. Je m'occuperai surtout des caractères qui permettent de les différencier les unes des autres.

La Rougeole. — Je ne crois pas qu'il existe un seul enfant qui ait échappé à cette maladie.

La raison en est bien simple : outre qu'elle est la plus contagieuse des fièvres éruptives, elle est contagieuse à une époque ou « *rien* » ne peut faire supposer que l'enfant en est atteint.

Son incubation dure une dizaine de jours : j'ai vérifié le fait des centaines de fois. Pendant toute cette période, l'enfant ne présente aucun malaise, aucun signe qui puisse faire supposer qu'il « *couve* » sa maladie ; à ce moment d'ailleurs, la contagion ne me paraît pas possible ; vers le dixième jour du contact, commence la période d' « *invasion* » ; contagieuse tout de suite celle-là, elle dure quatre à cinq jours, parfois moins, rarement plus, pendant lesquels, sauf en temps d'épidémie, où l'attention est attirée de ce côté, on ne peut guère se douter encore que la rougeole va éclater. La fièvre s'allume, modérée ; l'enfant est abattu, s'endort en classe ou dans ses jeux ; il éternue, toussaille un peu ; le nez coule, les yeux pleurent ; il y a de l'enchifrènement ; la première pensée, c'est que l'enfant a eu froid, et s'enrhume ; mais l'état général est hors de proportion avec un simple rhume ; la toux s'exaspère, devient incessante, fatigante, rauque : on l'a appelée « *férine* » (toux de bête fauve). A ce moment, le médecin d'enfants n'a plus d'illusions : cette toux est déterminée par le début de l'éruption dans le larynx, et de fait, en examinant la gorge, on voit sur le voile du palais, une éruption qui autorise déjà le diagnostic.

Le quatrième jour, en général, l' « *éruption* » débute sur la face ou, pour mieux dire, au cou : c'est presque toujours au niveau des parties latérales du cou que j'ai observé le début de l'éruption, et très vite la figure est prise ; à ce moment, le diagnostic est fait. Que de fois les mamans l'ont-elles fait avant le médecin !

Le dos, la poitrine, les bras, les jambes se prennent successivement ; l'éruption a déjà pâli à la face, qu'elle est encore dans son plein aux membres inférieurs. En trois ou quatre jours, s'il n'y a pas de complications, l'éruption a, pour ainsi dire, disparu ; la « *desquamation* » commence par une fine poussière épidermique, et l'enfant réclame à manger.

La fièvre a cessé presque brusquement, et la santé redevient tout de suite excellente.

Je ne parle ici d'aucun des signes du côté des voies respiratoires : c'est affaire au médecin.

Les seules choses qui intéressent les mamans sont celles-ci :

Eviter les refroidissements, car les complications les plus fréquentes de la rougeole se produisent du côté de la poitrine.

Laver soigneusement les yeux, la bouche, les oreilles, le nez et autres orifices naturels plusieurs fois par jour, avec de l'eau boriquée tiède.

Ne pas surcharger l'enfant de couvertures sous prétexte

de favoriser l'éruption et veiller à l'alimentation qui doit être modérée pour éviter la diarrhée, qui dans certaines épidémies, revêt une gravité exceptionnelle.

Il faut également éviter la diète trop absolue. La rougeole est une maladie débilitante, qui ouvre la porte toute grande à la tuberculose, et qui, dans le cas de déchéance, peut se compliquer de gangrènes variées. Une fois de plus, on ne se repentira pas des soins de propreté et d'hygiène. Nous ne sommes plus au temps où, par crainte du refroidissement, on laissait les pauvres petits malades croupir dans une literie, qu'on aurait pu qualifier de litière.

La désinfection après la rougeole est à peine nécessaire : le germe de cette maladie, très diffusible, et très virulent, ne subsiste pas longtemps.

Le mode de propagation de la rougeole est assez intéressant à connaître. Chargé du service des épidémies dans l'arrondissement de Saint-Omer, depuis une quinzaine d'années, j'ai été à même d'étudier les différentes maladies épidémiques.

Voici comment les choses se passent généralement pour la rougeole : Dans une commune indemne depuis un certain nombre d'années, arrive un enfant en puissance de rougeole, (assez souvent, c'est un nourrisson qu'une femme de la commune est allée chercher dans une grande ville — d'autres fois, c'est un enfant rentrant en vacances, après avoir pris le germe de la maladie à l'école); toute la population infantile susceptible de contracter la maladie est contaminée, par l'intermédiaire des écoles; malgré toutes les précautions, l'épidémie ne s'arrête que faute d'aliments. Généralement cette commune reste indemne ensuite pendant une période variable, environ huit ou dix ans; et cela recommence indéfiniment.

J'ai pu suivre pendant toute une année la marche d'une épidémie de rougeole qui a envahi successivement tout l'arrondissement de Saint-Omer, et dont l'origine avait été un nourrisson venu de Paris.

La plupart du temps, la contagion de la rougeole s'opère par contact direct avec le malade, contrairement à ce qui se passe pour d'autres maladies, comme la diphtérie et la scalartine pour lesquelles, la contagion se fait par des tiers, et aussi par des objets (jouets, livres, pièces de monnaie).

A côté de la rougeole, il faut signaler deux autres petites fièvres éruptives assez voisines de la rougeole, comme éruption, mais d'essence probablement différente, car ces affections ne confèrent pas l'immunité : je veux dire la roséole et la rubéole.

C'est à l'existence de ces éruptions de roséole et de rubéole, que nous devons cette opinion que la rougeole récidive souvent. Je ne nie pas, pour ma part, la possibilité de voir récidiver la rougeole, mais cela reste exceptionnel : si bien que tous les enfants qu'on considère comme ayant eu deux fois la rougeole ont eu, en réalité, la roséole et la rougeole.

La Scalartine. — On peut presque poser en axiome que chaque fois qu'une maman fait appeler son médecin près de son enfant pour une éruption fébrile, il s'agit de scalartine.

Si la période d'incubation de la rougeole est longue (huit à dix jours), celle de la scalartine est très courte : c'est la plus courte de toutes les maladies contagieuses ; si la période d'invasion de la rougeole permet l'hésitation pendant deux ou trois jours, où les symptômes peuvent faire penser à tout autre chose qu'à la rougeole, celle de la scalartine est rapide : trente-six heures à peine, et sauf le mal de gorge qui, à la vérité, est très fréquent et pourrait en imposer, le premier phénomène est l'éruption.

Contrairement à la rougeole, dans laquelle la face est prise la première, c'est sur le dos et la poitrine, les bras et les cuisses qu'elle se montre d'abord.

Quand elle est bien caractérisée, on jurerait que l'enfant a été plongé dans du sirop de framboises : pas, ou peu d'intervalles de peau saine, partout une série de petits points saillants, qui donnent à la peau un aspect chagriné. Appliquez votre main, les doigts écartés, sur ce dos, sur cette poitrine, appuyez assez fortement, et retirez-la vivement; vous verrez dessinée en blanc mat, tranchant sur le rose vif de la peau, l'empreinte de votre main et de vos doigts; c'est presque pathognomonique. Il est rare que l'éruption soit aussi caractéristique ; elle est souvent à peine marquée ; elle peut manquer totalement, ou durer quelques instants; dans certains cas, la maladie a tellement peu de répercussion sur l'état général, qu'on a toutes les peines du monde à obtenir des mamans qu'elles se préoccupent de l'état de l'enfant, qu'elles l'isolent et prennent les précautions indispensables au point de vue du froid et de l'alimentation. Dans bien des circonstances, il a fallu que la desquamation vînt confirmer mon diagnostic, pour que je ne fusse pas accusé de m'être trompé.

Il faut, en tous cas, se conduire comme si c'était bien la scarlatine. Cette maladie, même très bénigne, peut parfaitement présenter les complications les plus redoutables notamment la néphrite, l'albuminurie, avec toutes ses conséquences.

Les complications de la scarlatine sont nombreuses et graves ; l'angine du début peut être d'une gravité exceptionnelle : c'est surtout à la fin de la maladie qu'on observe les formes gangréneuses de l'angine scarlatineuse.

Dans nombre de cas, la diphtérie s'associe à la scarlatine, et dans une épidémie de ce genre j'ai observé plusieurs fois la diphtérie d'emblée. Chose curieuse l'injection de sérum de Roux a eu une influence exceptionnellement heureuse sur l'évolution de la scarlatine.

Les inflammations des ganglions du cou qui peuvent suppurer, les arthrites infectieuses, la pleurésie, la péricardite purulente, la néphrite, les œdèmes, l'anasarque sont toujours très graves. Elles sont parfois tardives, si bien que cette fièvre éruptive nécessite les soins les plus minutieux jusqu'à ce que la desquamation se soit effectuée : il faut savoir qu'elle peut se faire attendre pendant des mois.

Les soins principaux consistent dans le séjour au lit pendant une dizaine de jours au moins, même s'il n'y a pas de fièvre, dans une chambre bien exposée, et chauffée à 17° au moins ; dans la diète lactée, prolongée aussi longtemps que possible, en vue d'éviter les déterminations du côté des reins, et en tous cas, dans la privation de viande.

Chaque complication nécessite une médication appropriée qui ne peut être dirigée que par le médecin.

En cas d'hyperthermie (ce qui est fréquent dans la scarlatine), il ne faudra pas hésiter à avoir recours à la balnéation chaude, tiède ou même froide : c'est parfois le seul moyen de sauver le malade.

Contrairement à la rougeole, la scarlatine nécessite des précautions minutieuses de désinfection à cause de la vitalité des germes qui persistent indéfiniment.

Plus grave que la rougeole dans certains cas, la scarlatine est heureusement moins fréquente, d'abord parce qu'elle est évidemment moins contagieuse, mais surtout parce que l'éruption apparaissant presque tout de suite, l'enfant est isolé dès le début et n'a guère le temps de contagionner les autres.

Dans les épidémies très nombreuses de scarlatine que j'ai pu observer, j'ai noté qu'à l'inverse de la rougeole, la contagion s'opérait par des tiers (visiteurs, médecins, gardes-malades, etc.) et par différents objets (livres, lettres, pièces de monnaie).

Les Allemands ont décrit, et j'ai observé moi-même, une maladie très analogue à la scarlatine, mais qui, pour moi, n'est qu'une scarlatine atténuée (éruption à peine marquée, état général nul, pas d'angine, desquamation plutôt furfuracée, durée huit jours) : cette affection est manifestement contagieuse.

La Variole. — Je ne dirai presque rien de cette maladie, qui est appelée à disparaître complètement, grâce à la vaccination et aux revaccinations.

La période d'incubation est de dix jours environ. La période d'invasion est caractérisée par trois symptômes typiques par leur intensité et leur régularité : la céphalalgie, l'épigastralgie et la rachialgie ; ces trois « algies » ne manquent jamais : ajoutez à cela des vomissements et des convulsions, le tout accompagné d'une fièvre violente, soudaine et d'un état de malaise et d'anxiété indéfinissable et vous aurez un ensemble de phénomènes assez caractéristiques.

La fin de la période d'invasion est presque toujours marquée par un phénomène éruptif bizarre, qui siège le plus souvent aux aines et sur le ventre ; et qui peut revêtir l'aspect de la rougeole, de la scarlatine, et même du purpura : cela s'appelle le « *rash varioleux* » ; immédiatement après la période d'invasion il se produit une chute de la température.

L'éruption apparaît à ce moment : elle débute par des taches rouges arrondies (macules); d'aplaties, elles deviennent saillantes (papules); puis ce point saillant s'emplit de liquide transparent (vésicule); ce liquide devient du pus (pustule).

Cette transformation demande en général quatre jours pour s'opérer.

Parfois l'éruption est très discrète; d'autres fois, elle est si abondante qu'il n'y a pas une place de peau indemne : le pauvre petit n'est qu'une pustule ! En même temps, les muqueuses sont prises ; les yeux, les fosses nasales, la bouche, le larynx peuvent être envahis et peuvent être le point de départ de complications terribles !

Pendant que le pus se forme dans les vésicules, la fièvre apparaît de nouveau. C'est une fièvre de suppuration : contrairement aux autres maladies éruptives qui guérissent une fois l'éruption achevée, la variole subit une recrudescence du fait de la suppuration. A la suppuration succède la période de dissication, qui se fait dans les varioles peu graves tout de suite après la pustulation.

Les varioles confluentes, les varioles hémorragiques sont presque toujours mortelles.

Le plus souvent, les varioles qu'on observe chez les enfants sont des varioles atténuées qu'on appelle des « *varioloïdes* », dans lesquelles la période de suppuration n'existe pas, et qui guérissent rapidement et toutes seules. Le seul moyen d'éviter la variole c'est de faire vacciner et revacciner les enfants : la période de dix ans entre les revaccinations ne me paraît pas suffisante.

La Varicelle. — A côté de la variole, et aussi fréquente que celle-ci est exceptionnelle, existe une petite fièvre éruptive à laquelle pas un enfant n'échappe : c'est la « *varicelle* » ou petite vérole volante.

La varicelle n'a aucune parenté avec la variole ; elle n'est en aucune façon influencée par la vaccination.

Elle présente également plusieurs périodes.

L'incubation est très longue : on peut l'évaluer à quinze jours.

L'invasion peut être assez bruyante : le thermomètre peut atteindre et dépasser 39°. Le plus souvent, la fièvre est presque nulle : l'invasion est caractérisée en somme par un peu d'embarras gastrique ; elle dure un à deux jours.

L'éruption est caractéristique : il suffit de l'avoir vue une fois, pour ne plus jamais la confondre avec aucune autre.

Sur une petite plaque rouge de la dimension d'une lentille, un peu surélevée et douce au toucher, s'élève très vite, une véritable perle transparente, cristalline, grosse comme une moyenne tête d'épingle. Ces éléments peu confluents s'éparpillent, sans distribution régulière, sur la figure, dans les cheveux. Ils sont surtout nombreux sur le dos et sur la poitrine.

Cette petite perle cristalline ne dure que très peu ; le liquide se trouble, la vésicule crève, tout sèche en laissant au milieu de la petite plaque rouge une dépression remplie par une croûtelle noirâtre.

En examinant le petit malade ; on retrouve les éléments de l'éruption à différents stades ; à côté d'un élément dont la croûte a déjà disparu, on en retrouve de tout jeunes, surmontés de leur perle cristalline. L'évolution de chaque élément dure trois ou quatre jours. Les croûtes persistent assez longtemps. L'éruption se fait par poussées.

La « *dissication* » commence le troisième jour. Parfois l'éruption se fait sur les muqueuses parallèlement à celle de la peau, et peut occasionner quelques troubles au niveau des conjonctives, des narines et de la bouche, où l'on a signalé une stomatite varicelleuse.

On a prétendu qu'il existait des varicelles malignes. Parmi le nombre considérable de varicelles que j'ai traitées, je n'ai jamais observé d'autres complications que celles déterminées par l'infection de la peau à la suite de grattages avec des ongles modérément aseptiques.

Comme traitement, il suffira de garder les enfants à la chambre et de prendre des soins minutieux de propreté, en évitant les résultats funestes des grattages.

La confusion avec la variole est impossible : il suffit d'un seul élément cristallin pour éviter l'erreur.

CHAPITRE VIII

LA VACCINATION ET LES SÉRUMS

La Vaccination : Choix du vaccin. — Comment il faut vacciner. — Précautions au moment de la vaccination et à l'époque de l'apparition des pustules.

Les Sérums : Le sérum antidiphtérique. — Les injections antirabiques. — Sérum antitétanique. — Sérum antipesteux. — Sérum physiologique. — Sérum gélatiné.

Sauf chez mes propres enfants, je n'ai «*jamais*» eu, chez les nouveau-nés bien entendu, d'insuccès de vaccination; il m'est arrivé deux ou trois fois de n'obtenir qu'un bouton, ce qui est d'ailleurs suffisant.

J'attribue cet excellent résultat à plusieurs raisons : à la qualité du vaccin, et à la technique que j'emploie.

Je me sers exclusivement du vaccin de l'Institut de vaccine animale 8, rue Ballu, à Paris. Je l'emploie le jour même, ou au plus tard, le lendemain de sa réception.

Je me contente d'une propreté minutieuse de la peau, qui a été simplement savonnée et lavée; les divers liquides antiseptiques que j'ai vu employer par d'autres entravent l'effet du vaccin.

Après avoir agité le vaccin plusieurs fois dans son tube,

j'ouvre celui-ci avec une pince flambée; je dépose sur une lancette à vacciner, qui ne me sert qu'à cet usage, et que je passe dans la flamme d'une lampe à alcool, une notable quantité de vaccin (il n'en faut pas être économe) et j'en étale trois larges gouttes, en trois points du bras gauche, au niveau de l'attache du deltoïde.

Ceci fait, au niveau de chaque dépôt de vaccin, je pique la peau très légèrement, pour arriver dans les parties superficielles du derme et cela à plusieurs reprises. Si la piqûre saigne tant soit peu, j'en pratique une autre tout à fait à côté; (toute piqûre qui a saigné a les plus grandes chances d'avorter). Je me contente toujours d'inoculer trois points sur le bras gauche.

Il faut, pour être certain du résultat, que le point vacciné ressemble à une piqûre de puce; plus sanglante le vaccin est entraîné; moins sanglante, il n'a pas pénétré. Je laisse le bras nu pendant une dizaine de minutes, jusqu'à ce que le vaccin soit sec; et c'est tout.

Je ne me sers jamais du vaccin qui peut rester au fond du tube, et j'évite absolument les « *séances* » de vaccinations.

Comme soins consécutifs, j'autorise et même je recommande les bains et les lavages habituels; il ne faut laisser au contact avec les petites plaies, que du linge de toile propre et fin.

Dès que, du sixième au huitième jour, les pustules commencent à paraître, pour peu qu'il y ait de la rougeur et de la tuméfaction, je fais faire des lavages à la liqueur de Van Swieten coupée par moitié d'eau bouillie, et appliquer des cataplasmes d'amidon cuit dans l'eau boriquée et légèrement arrosés de cette liqueur.

Je n'ai pas eu plus d'accidents que d'insuccès.

A deux ou trois reprises, j'ai eu l'occasion de voir en

consultation, des enfants qui présentaient des éruptions généralisées, semblables à la varicelle ; d'autres fois des poussées d'eczéma, qui ont disparu d'ailleurs très vite et sans déterminer d'autres troubles de la santé.

Ces accidents sont dus la plupart du temps à l'emploi d'un vaccin altéré, et à une inoculation septique.

Je crois qu'il y aurait avantage pour les mamans à faire venir directement leur vaccin, de façon à n'avoir pas un reste de tube.

Elles feront bien, le jour de la vaccination de leur bébé, de redoubler de soins dans la toilette ; il sera bon de mettre à la disposition du médecin un récipient très propre, et même flambé, contenant de l'eau récemment bouillie, une lampe à alcool utile pour flamber les divers instruments, et quelques serviettes sortant de l'armoire ; tout cela disposé sur une table recouverte elle-même d'un linge immaculé.

Le moment de la vaccination n'a guère d'importance ; si dans les grandes villes, où l'on peut toujours craindre la variole, il est indispensable de faire vacciner les enfants avant leur première sortie, dans les localités moindres, on peut attendre davantage.

Je conseille toutefois de ne pas choisir précisément une époque coïncidant avec l'éruption d'une dent ; il est au moins inutile d'infliger à l'enfant une deuxième cause de souffrances. Car assez souvent, il y a en général quarante-huit heures un peu pénibles. Il est également important de ne pas vacciner, si l'enfant présente une plaie qui suppure ou un eczéma qui suinte.

Le point où l'on vaccine importe peu ; en général on fait cette petite opération au bras. Certaines mamans, désireuses d'éviter à leurs fillettes surtout, les cicatrices disgracieuses, réclament du médecin qu'il vaccine les enfants aux membres inférieurs. Il n'y a d'autre inconvénient à cette pratique que de voir les petites plaies souillées facilement par les urines et les matières fécales.

Pour amoindrir cet inconvénient, j'ai souvent proposé de pratiquer la vaccination à la partie supéro-externe de la jambe où je dispose les piqûres sur une rangée verticale. Celles-ci figurent assez bien trois boutons de culotte.

On a conseillé de vacciner les enfants sur les taches roses qui font si souvent le désespoir des mères, et qu'on appelle des envies (nœvi-materni). J'ai essayé à plusieurs reprises, mais je n'ai jamais obtenu rien de satisfaisant de cette pratique. Il vaut mieux traiter ces taches d'une autre façon.

Il me paraît superflu de parler de la vaccination de bras à bras, autrement que pour la condamner et la proscrire d'une façon absolue.

Je ne crois pas non plus devoir insister sur la nécessité de faire vacciner et revacciner ses enfants. Tout le monde est à peu près convaincu. La vaccination et la revaccination sont d'ailleurs obligatoires ; et bien souvent dans la vie, il est indispensable de faire certifier qu'on a été vacciné et revacciné avec succès.

Je ne suis pas éloigné de penser que l'immunité conférée par une vaccination suivie d'un légitime succès est beaucoup plus prolongée qu'on ne l'a dit. Je crois néanmoins que la revaccination doit être pratiquée toutes les dix années, et en outre chaque fois qu'une épidémie de variole fait son apparition dans la région.

Au lieu de se contenter de la vaccination, on a pratiqué jadis la variolisation. On inoculait l'enfant avec des pustules de variole lorsque celle-ci paraissait bénigne ; des insuccès et des catastrophes ont fait à juste titre abandonner cette pratique.

Grâce à la vaccination, la variole disparaîtra certainement, dans un temps donné, du cadre nosologique.

Il est évident que cette méthode d'inoculations préventives constitue avec les procédés d'isolement et de désinfection le meilleur moyen de défendre l'Humanité contre la maladie ou du moins contre certaines maladies.

Il m'a semblé bien naturel de traiter dans ce même chapitre les injections préventives de sérum antidiphtérique.

Les résultats en sont à l'heure actuelle trop probants, pour que je n'engage pas les mamans à faire pratiquer ces injections préventives, si le malheur voulait qu'un petit frère ou une petite sœur ou quelqu'un de l'entourage fût atteint de diphtérie.

La génération qui nous suivra pourra à peine se faire une idée de ce que le nom seul du « Croup » inspirait de terreur à nos mères ! Tout, dans cet horrible mal, depuis son nom qui fait image, jusqu'au lamentable spectacle de ce beau bébé terrassé par l'asphyxie en pleine force, et mourant, la gorge ouverte, tout était bien fait pour terroriser les mamans. Le sérum sauveur nous a déjà fait oublier ces transes. Et de fait, pratiquée à temps, l'injection sauve la plupart, pour ne pas dire tous les enfants.

Bien plus, pratiquée avant la maladie, elle met à l'abri de la contagion pendant un certain laps de temps, et comme, malgré tout ce qu'on en a pu dire, les menus accidents qu'elle détermine parfois, n'ont aucune gravité, il ne faut pas hésiter, en cas de danger, à faire injecter tous les enfants d'une même famille.

Il suffira en général d'introduire sous la peau dix centimètres cubes de sérum. J'ai souvent injecté vingt centimètres cubes.

Il est nécessaire d'avoir, autant que possible, du sérum frais : après un an il a pu perdre de ses qualités; il doit être resté limpide ; les accidents ont été dus à l'altération du sérum.

Comme pour toutes les petites interventions où l'on doit taire une plaie, il faut prendre des précautions d'asepsie consistant dans le brossage, le savonnage de la peau avec de l'eau bouillie; les antiseptiques ne sont pas plus à recommander ici que dans la vaccination. La seringue aura été bien désinfectée avec son aiguille, par l'ébullition prolongée et même par le flambage de l'aiguille.

Bien qu'on ait recommandé comme point d'injection, la peau de l'abdomen, je préfère toujours faire l'injection au niveau de la partie externe de la cuisse; surtout depuis que j'ai vu une éventration succéder à un phlegmon profond de la paroi abdominale déterminé par une injection mal faite, chez une jolie fillette de sept ans.

Un léger pansement ouaté suffira. Pendant l'injection, la douleur est modérée, elle persiste rarement un jour ou deux, et la plupart du temps les enfants ne s'en ressentent plus du tout.

Comme accidents, je n'ai observé qu'une poussée d'urticaire avec gonflement généralisé, fièvre ardente, et douleurs articulaires, le tout revêtant une allure assez tragique, et inquiétante pour les personnes non prévenues. Tout cela n'a aucune gravité et disparaît vite; quelques grands bains, un léger purgatif, quelques prises de benzonaphtol suffiront à mettre bon ordre à tous ces accidents.

Que l'injection soit faite préventivement, ou pour lutter

contre une diphtérie déclarée, la manière de procéder reste la même.

En cas de diphtérie, on redoublera de précautions d'asepsie, on augmentera la dose, on donnera d'emblée vingt, trente centimètres cubes et même plus, et on renouvellera les injections aussi souvent que cela sera nécessaire.

J'ai l'habitude de me baser sur la température pour arrêter les injections. Je les continue tout le temps que le thermomètre reste au-dessus de 38°.

Une complication malheureuse, fréquente et parfois grave de la diphtérie, est constituée par la paralysie, qui peut siéger partout, atteindre tous les organes, y compris le cœur, et dans ce cas déterminer la mort subite.

Cette complication peut être tardive et paraître alors que la diphtérie ne se manifeste plus par aucun symptôme local; souvent on ne pense pas à rattacher ces complications à la maladie primitive, et j'ai eu l'occasion d'entendre incriminer le sérum comme susceptible de déterminer ces accidents.

Il est nécessaire de combattre ce préjugé qui pourrait non seulement discréditer le sérum, mais encore faire négliger le seul moyen efficace de lutter victorieusement contre ces grosses complications : ce moyen efficace, c'est précisément l'injection, à laquelle on aura recours bien vite, et à hautes doses.

A côté de ces deux moyens héroïques et qui ont fait leurs preuves, il en est quelques autres encore, que je veux signaler, car ils seront parfois la suprême ressource, et n'est-ce pas quelque chose que de pouvoir se dire qu'il y a encore un remède à tenter.

La vaccination antirabique, contre la rage, a paru donner de bons résultats, suffisants en tous cas pour qu'on n'hésite pas à y recourir le plus vite possible en cas de morsure, s'il est prouvé que l'animal était bien atteint de la rage.

Pour le tétanos je n'ai malheureusement pas jusqu'ici constaté les heureux effets du sérum antitétanique. Il paraît donner de bons résultats en médecine vétérinaire, injecté préventivement, avant les diverses opérations qu'on pratique notamment sur le cheval. Néanmoins, il ne faudrait pas hésiter, en présence de certaines plaies de nature spéciale, notamment celles souillées par la terre et les graviers, et dans un foyer de contagion, soit à faire pratiquer une injection antitétanique avant une opération, soit tout de suite après la production de la plaie.

Il n'en est plus de même pour la peste : le sérum antipesteux aurait donné des résultats des plus heureux chaque fois qu'il a été employé. Nous n'avons eu jusqu'ici l'occasion de nous en servir.

Contre les morsures de serpents, on a également fabriqué un sérum qui paraît donner d'excellents résultats ; dans nos contrées, véritablement privilégiées à cet égard, on n'a guère l'occasion d'y avoir recours.

Reste le sérum antistreptococcique, sur la valeur duquel on est loin d'être d'accord. Il est employé par certains médecins avec un véritable enthousiasme et paraît avoir donné d'excellents résultats. Je dois à la vérité de dire que je n'ai jamais été à même d'en apprécier personnellement les bons effets. On l'emploie dans toutes les septicémies déterminées par le streptocoque.

Il est probable que les insuccès tiennent surtout à ce que la plupart des infections de ce genre sont dues à une association de microbes, dont les seuls streptocoques puissent être influencés par le sérum.

On l'a également prôné dans la scarlatine. J'ai eu l'occasion, dans cette maladie, de constater plusieurs fois l'heureuse influence, non pas du sérum antistreptococcique, mais bien du sérum de Roux que j'administrai contre une diphtérie survenue au début d'une scarlatine.

Il est un sérum qui ne s'adresse à aucune maladie spéciale et qui ne se targue de détruire aucun microbe et que je crois utile toutefois de signaler ici : c'est le sérum artificiel. On a donné de ce sérum diverses formules : la plus simple est la meilleure. C'est tout simplement une solution de sel marin dans de l'eau bouillie : 7 grammes de sel pour 1000 grammes d'eau stérile.

J'ai eu l'occasion de l'employer souvent pour relever l'organisme débilité par des hémorragies, ou par toute autre cause : dans les maladies longues, dans les maladies infectieuses, il rend de grands services : il relève le cœur, augmente le taux des urines, lave et désinfecte le sang.

On n'y pense pas assez souvent, et son emploi devrait être courant.

On peut tout simplement, et même comme cela il rendra de grands services, l'administrer en lavement : un demi, trois quarts, un litre entier dans l'intestin peuvent, dans certains cas, produire des effets merveilleux. Le plus souvent on l'injecte sous la peau.

On se sert d'un récipient en verre de la contenance d'un litre : un simple entonnoir en verre remplira le but : on y adapte un tuyau en caoutchouc d'un mètre cinquante environ et on fixe à l'extrémité du tube une aiguille analogue à celle qui sert aux injections de sérum antidiphtérique.

Après avoir pris les mêmes précautions d'asepsie que pour toutes les autres injections, on enfonce l'aiguille sous la peau de la cuisse, et le simple effet de la pesanteur suffit pour faire pénétrer le liquide. Suivant les cas, on en injecte ainsi cent, deux cents et même cinq cents grammes en une fois.

J'estime qu'il est préférable, sauf après une grande déperdition de sang, de répéter les injections et de les faire moins copieuses.

On prétend que l'eau de mer peut remplacer avantageusement le sérum. Je n'ai aucune expérience à cet égard.

Il me reste à signaler un autre sérum qu'on appelle le sérum gélatiné : c'est à proprement parler une solution de gélatine dans l'eau : cette solution est employée contre les hémorragies utérines; chez l'enfant il peut trouver son application dans certains saignements de nez rebelles, lorsque d'autres traitements plus simples encore auront échoué.

CHAPITRE IX

PROPHYLAXIE ET DÉSINFECTION

Prophylaxie : Isolement du malade à la maison, à l'hôpital. — Précautions à prendre par l'entourage immédiat. — Prophylaxie des différentes maladies contagieuses.

Désinfection : Désinfection pendant la maladie. — Désinfection du malade, des sécrétions et excrétions. — Désinfection après la maladie, par l'étuve, par les vapeurs de soufre.

Jusqu'au jour, où les progrès de la science nous auront donné pour chaque maladie, un traitement spécifique, c'est-à-dire, un remède qui ne s'applique qu'à cette maladie, et qui soit absolument efficace, comme le sulfate de quinine pour les fièvres intermittentes, le mercure pour la syphilis, le vaccin pour la variole, le sérum de Roux pour la diphtérie, nous ne pourrons qu'aider le malade dans la lutte contre le mal, et le mettre dans les meilleures conditions pour résister et pour vaincre.

Je ne crois pas qu'un médecin sérieux puisse se vanter d'avoir jamais jugulé une fièvre typhoïde, une rougeole, une pneumonie.

Ces maladies parcourent sous nos yeux, un cycle déterminé, le plus souvent identique pour chaque maladie, et cela, en dépit de toutes les médications, de tous les médicaments.

Il faut donc, puisque nous ne pouvons guérir les maladies, que nous nous efforcions de les éviter et, pour ce faire, les deux grands moyens sont : la prophylaxie, qui comprend toutes les mesures propres à empêcher la maladie de se produire, et la désinfection, qui comprend toutes les mesures nécessaires pour détruire les germes de propagation des maladies.

Prophylaxie. — L'un des meilleurs procédés de prophylaxie consiste dans « *l'isolement du malade* ».

Dès que dans une famille, éclate un cas de maladie contagieuse, ou regardée comme telle, le premier soin doit être d'isoler le malade et notamment l'enfant, qui est, sans contredit, le plus exposé et le plus susceptible de devenir l'agent de transmission des épidémies.

Dans les grandes villes, ou tout au moins dans toutes celles qui possèdent un ou plusieurs hôpitaux, l'isolement est réalisable (bien que malheureusement pas toujours réalisé), en ce sens qu'on peut faire transporter le malade soit à l'hôpital, soit dans une maison de santé.

Malheureusement, au moins dans certains centres, et pour une certaine classe sociale, le mot « *hôpital* » produit un sentiment de répulsion contre lequel il est bien difficile de lutter, et qu'il faut cependant tâcher de détruire. Je compte un peu sur toutes les mamans qui liront ces lignes, pour se joindre à moi et faire en faveur de l'hospitalisation immédiate, une campagne active.

Elles comprendront facilement qu'il y va de leur intérêt et de celui de leurs enfants : car la maison voisine de la leur, habitée par des ménages pauvres, où tous, enfants et parents, malades et bien portants sont entassés pêle-mêle, peut devenir l'origine d'un foyer épidémique, qui franchira bien vite le mur mitoyen !

Donc, dans les villes qui possèdent un hôpital, tout enfant atteint d'une maladie contagieuse doit y être « *isolé* ». Comme l'isolement ne peut se faire dans la mansarde, ou le petit logis, il faut qu'il se fasse à l'hôpital. Si (ce qui se comprend du reste) la mère ne veut pas abandonner son enfant malade, qu'elle l'accompagne à l'hôpital. Si elle ne peut le faire, sous prétexte qu'elle a d'autres enfants à surveiller, et un mari à nourrir, il faut que des sociétés charitables de mamans se chargent et des enfants et du mari.

Elles en profiteront tout d'abord, en éloignant de leurs demeures ce foyer contagieux qui peut envahir leur maison, et en permettant aux services compétents d'étouffer l'épidémie dans l'œuf.

Dans les campagnes, et les localités dépourvues d'hôpitaux, il est nécessaire de créer des « *locaux d'isolement* » : il y a beaux jours, que dans mes rapports annuels à l'Académie de médecine sur les épidémies de l'arrondissement de Saint-Omer, je signale ce moyen comme un des plus efficaces pour lutter contre l'extension des maladies contagieuses. La loi sur la déclaration obligatoire de ces maladies est certainement excellente en soi ; mais elle reste sans effet réellement utile, à cause de la nullité des moyens d'isolement d'abord, et de l'insuffisance des moyens de désinfection.

Il faudrait donc créer dans chaque commune, un local, (il n'a pas besoin d'être luxueux, souvent une simple grange sera plus confortable que bien des taudis où j'ai vu mourir dans le même lit, enfants et grandes personnes) dans lequel on transporterait immédiatement l'enfant atteint et sa mère.

Que si l'épidémie prenait de l'extension (et grâce à ce moyen, elle ne tarderait pas à se localiser), le médecin chargé du service de Bienfaisance aurait tout avantage à avoir sous la main, groupés en un seul hôpital de fortune, tous ces malades, au lieu d'être obligé de les visiter à des distances souvent très considérables.

On trouverait facilement dans chaque commune, quelque personne dévouée (elles sont légion, je vous l'assure), soit pour surveiller les enfants restés à la maison, soit même pour soigner les malades.

Enfin pour les familles assez fortunées pour posséder une maison suffisamment grande, il est nécessaire de réserver une pièce pour y faire l'isolement des malades.

Cette pièce, il faut la choisir grande, bien éclairée, bien exposée, s'aérant facilement et munie d'une cheminée à feu ouvert ; elle devra être, ou simplement blanchie à la chaux, ou peinte de telle façon qu'on puisse, soit blanchir à nouveau, soit laver les murs. Il faudra proscrire rideaux et tentures ; le tapis sera remplacé par un linoléum susceptible d'être lavé.

Les meubles seront rares : lit de fer, sommier de métal ; les chaises en fer ou en bois, sans étoffes, de telle façon qu'après l'issue de la maladie, on puisse facilement opérer lavages et désinfections de toute sorte.

Donc, dès qu'un enfant tombe malade, si la température est élevée, isolez-le de ses frères et sœurs ; on ne se repentira « *jamais* » d'un excès de prudence.

Je n'ai jamais, pour ma part, autorisé de mettre ensemble des enfants, sous prétexte que l'un d'eux faisait une rougeole, une coqueluche, une scarlatine bénignes, de façon à leur permettre de se débarrasser de ces maladies, soi-disant inévitables. On ne sait jamais ce que deviendra chez un deuxième enfant, une quelconque de ces maladies, pour bénigne qu'elle paraisse chez le premier.

Une fois l'enfant installé dans la chambre d'isolement, il faut, bien entendu, en tenir à l'écart tous les autres enfants et n'y laisser entrer que le personnel strictement indispensable.

Que ce soit la maman, une femme de chambre, une garde-malade, qui ait la surveillance du petit malade, cette personne doit prendre certaines précautions dont la première, sinon la plus indispensable, est celle de s'astreindre à ne prendre aucune alimentation dans la chambre ; avant d'entrer dans cette chambre, elle laissera, à la porte, la robe ou le peignoir destiné à être porté dans la maison, et aussitôt entrée dans la chambre, elle revêtira une grande blouse de toile fermant au cou et aux poignets et descendant au ras des jupes.

Une cuvette sera constamment préparée avec de l'eau bouillie, un savon, une brosse, et dans un récipient voisin, de la liqueur de Van Swieten.

Chaque fois qu'on quittera la chambre d'isolement, on abandonnera la blouse, on se lavera, savonnera, brossera les mains et on les plongera dans la liqueur de Van Swieten, pendant quelques minutes.

Il sera indispensable de posséder dans cette chambre un vase susceptible d'être hermétiquement clos, dans lequel on jettera tous liquides, urines, matières fécales, crachats, pus, etc., etc., provenant du malade et dans lequel ces matières seront d'abord en contact avec des solutions désinfectantes : solutions de sublimé, de sulfate de cuivre, de sulfate de fer et autres.

Un autre vase ou récipient également clos sera destiné à recevoir tout ce qui servira, ou aura servi au malade : vêtements, susceptibles d'être lavés, linges de toutes sortes : ces différents matériaux seront plongés dans l'eau bouillante additionnée de solutions antiseptiques fortes.

Il faudra avoir soin de ne donner à l'enfant que des objets susceptibles d'être désinfectés postérieurement; on exercera notamment une surveillance spéciale sur les jouets, qui sont un moyen de propagation plus actif qu'on ne le pense.

Il faut se souvenir que les livres sont d'une désinfection difficile.

Je ne puis pas ne pas protester énergiquement contre l'habitude de donner à l'enfant des pièces de monnaie; j'ai vu bien souvent les petits malades, jouant avec les petites pièces blanches ou autres, qu'on leur avait données pour récompense d'un examen, d'une médecine avalée, d'une injection de sérum, etc.

Une épidémie de scarlatine grave s'est propagée dans les environs de Saint-Omer à l'aide d'une pièce de cinq centimes qui avait été donnée à un enfant par la maman d'un scarlatineux.

Isolement à la maison, isolement à l'hôpital telle est la grande mesure prophylactique!

Il en est quelques-unes qui découlent de celle-là et que je dois signaler.

Les enfants contractent la plupart des maladies contagieuses en fréquentant les écoles, les maisons d'éducation.

A partir du moment où l'un des enfants d'une famille commence à aller en classe, on voit peu à peu cet enfant contracter et rapporter à ses frères et sœurs : la rougeole, la coqueluche et la varicelle; plus rarement la scarlatine et la diphtérie.

Grâce à la vaccination, on n'observe plus de cas de variole chez les enfants.

Ce qui est vrai des écoles, l'est également des réunions d'enfants un peu nombreuses; réunions de plaisir, soirées, foires, etc., sont autant de modes de propagation des épidémies.

J'ai bien souvent remarqué que la période de vacances, en déterminant des allées et venues, des rentrées d'enfants dans les familles, était le point de départ de certaines épidémies.

Il en est des classes, des écoles pour les enfants, comme des périodes d'instruction militaire pour les adultes. J'ai dans mes notes une collection d'épidémies de nature variée, occasionnées par des jeunes gens contaminés à la caserne.

Il est presque aussi difficile de se soustraire à ces deux causes de contagion : néanmoins les chefs d'institutions s'efforcent de plus en plus d'éviter ces contagions; il est à espérer qu'il en sera de même pour les périodes d'instruction militaire.

En dehors de ces précautions de prophylaxie générale s'appliquant à toutes les maladies contagieuses, il en est d'autres qui s'appliquent plus particulièrement à certaines d'entre elles : La vaccination répétée de temps à autre à des époques plus rapprochées qu'on ne le prescrit généralement (tous les dix ans) mettra à coup sûr à l'abri de la variole.

La rougeole et la coqueluche sont à peu près inévitables, parce que l'enfant est déjà susceptible de contaminer, alors qu'on ne soupçonne pas encore qu'il peut l'être.

La rougeole se propage généralement au début de la maladie, au moment où le catarrhe oculo-nasal autorise à penser à un simple rhume.

Le germe de cette maladie ne persiste pas longtemps, et il est rare que le petit malade soit capable de donner la rougeole lorsqu'il est rendu à la vie commune.

Pour la coqueluche, c'est la même chose : la contamination s'opère avant la période quinteuse ; plus tard, la toux caractéristique suffit à tenir les imprudents à distance.

Le début rapide et brutal de la scarlatine fait que l'enfant n'a guère le temps d'être dangereux, au début de la maladie; par contre, la vitalité du germe fait que cette maladie se transmet longtemps après son évolution, et qu'elle peut se transmettre à distance.

Il faut ne pas remettre le petit malade en contact avec les autres enfants avant que la desquamation ne soit complètement terminée.

La varicelle est généralement si bénigne qu'elle ne comporte pas de meures spéciales.

Pour la fièvre typhoïde, non seulement il faut éviter le contact qui est un moyen évident de contagion, mais il faut aussi avoir soin de faire bouillir l'eau d'alimentation qui est le mode le plus fréquent de contamination.

L'usage des salades, radis, fraises, à cause de l'épandage, peut constituer un danger sérieux ; on a accusé les huîtres de certaine provenance; en tous cas, il y aura lieu d'interdire cette alimentation aux enfants, dont l'état de santé laissera tant soit peu à désirer. Il en est d'ailleurs de cette maladie comme de toutes les autres; si l'état général est bon, il est à peu près certain qu'on ne court aucun risque : nos propres défenses suffisent à détruire le germe contagionnant; il n'en est plus de même si l'organisme est débilité. Dans ces conditions, la contagion s'opérera presque à coup sûr.

La diphtérie se contracte non seulement par contact direct, mais surtout, à mon avis, par des objets : il en est un que je veux signaler aux mamans : c'est le tulle, la guipure, dont ont fait non seulement les rideaux de berceaux, de lits d'enfants, mais aussi la garniture de certains objets de toilette.

Or ce tulle qui orne si gracieusement le nid et le cou des bébés a été découpé dans des maisons d'ouvrières où la diphtérie a pu sévir, a sévi (je l'ai constaté bien des fois), et sans avoir subi de désinfection, vient traîtreusement apporter dans ses plis, cette horrible maladie, dont le nom seul faisait frissonner les mamans, avant cette merveilleuse découverte du sérum.

N'hésitez donc pas ! avant de vous servir de toutes ces jolies choses, faites-leur subir une désinfection sérieuse ; cela sera peut-être moins gracieux, mais vous dormirez tranquilles.

En tous cas, si l'un de vos enfants contracte la diphtérie, ou même un mal de gorge douteux, n'hésitez pas à lui faire faire une injection de sérum, et si vous avez d'autres bébés, ne vous contentez pas de les isoler, faites-leur faire, et au besoin à plusieurs reprises, des injections préventives.

Il est une autre maladie pour laquelle la prophylaxie s'impose : c'est la tuberculose. Plus meurtrière que toutes les épidémies réunies de peste et de choléra, cette terrible affection décime l'humanité et il est nécessaire de lui faire une guerre sans merci. Songez bien que la tuberculose est plus contagieuse qu'héréditaire et qu'avec des mesures de prophylaxie bien prises, vous éviterez à des descendants de tuberculeux, quelque prédisposés qu'ils puissent être, d'être atteints de cet horrible mal, alors que vous verrez fauchés par lui, des êtres robustes, indemnes de toute tare héréditaire, mais qui auront été en contact avec des tuberculeux.

Et ne comptez pas seulement comme tuberculeux ceux qu'on appelle des poitrinaires; il faut dire et savoir que certaines manifestations tuberculeuses locales, comme la coxalgie et les autres arthrites, comme les affections ganglionnaires, sont aussi dangereuses que la phthisie pulmonaire à cause des bacilles qui existent dans le pus.

Souvenez-vous également que le lait de certaines vaches peut être dangereux à ce point de vue : d'où la nécessité de pasteuriser le lait : ne donnez « *jamais* » de lait « *cru* » aux enfants.

Il faudrait écrire un livre entier sur ce sujet sans pouvoir l'épuiser.

Il suffira que les mamans soient averties du danger, pour se documenter plus complètement pour chaque cas particulier.

Désinfection. — Si malgré toutes les mesures de prophylaxie, la maman n'a pu éviter la maladie, il va falloir prendre maintenant des mesures de désinfection.

Ces mesures seront de deux sortes : les unes seront prises « *pendant la maladie* » elle-même, et concerneront : 1° le malade lui-même; 2° tout ce qui vient de lui : urines, matières fécales, sueurs, pus, crachats; 3° tout ce qui aura pu être souillé par lui : linges, effets, objets divers.

Les autres mesures seront prises « *après la terminaison de la maladie* », et concerneront surtout le local et tout ce qui y aura séjourné pendant la maladie.

Quel que soit le genre d'affection dont l'enfant sera

atteint, il faut bien se mettre dans l'esprit qu'il faut s'efforcer de le désinfecter lui-même.

La plus grande propreté sera de rigueur : il ne faut pas sous prétexte de refroidissement possible, laisser croupir les petits malades dans une literie souillée de toute espèce de choses malpropres, (urines, sueurs, matières fécales).

Il ne faut pas hésiter à entretenir la propreté rigoureuse du corps par des lavages répétés à l'eau bouillie tiède et légèrement aromatisée avec l'eau de Cologne.

Les orifices naturels : la bouche, le nez, les oreilles, les yeux et le reste seront lavés soigneusement chaque jour et même plusieurs fois par jour : ces précautions toujours excellentes deviennent indispensables dans certaines maladies éruptives, comme la rougeole, la varicelle, la variole, dans lesquelles certaines complications du côté de la bouche, des yeux et des oreilles surtout pourraient être évitées.

Non seulement il faudra faire de la désinfection de la peau et des téguments externes, mais il sera toujours utile de faire de la désinfection gastro-intestinale : un léger laxatif de temps à autre, un grand lavage intestinal frais ou tiède quotidien, bi-quotidien parfois, rendront de grands services. Quelques doses de benzonaphtol, de salol, complèteront et assureront la désinfection de l'intestin ; le salicylate de soude à doses proportionnées à l'âge des petits malades donnera les meilleurs résultats en activant la sécrétion biliaire qui est le plus puissant désinfectant de l'intestin.

Les boissons abondantes, en élevant le taux des urines, lavent le rein et le sang, et complètent l'action des grands lavages de l'intestin.

Enfin, les injections de sérum artificiel, copieusement distribuées, sont parfois une suprême ressource : l'injection de ce sérum dans les veines peut opérer parfois, de véritables résurrections!

Voilà pour la désinfection individuelle qui peut être utilement employée dans toute maladie infectieuse grave.

Pour les voies respiratoires, il sera utile de faire évaporer, plusieurs heures par jour, sur un réchaud « *ad hoc* » des solutions phéniquées, ou aromatiques; des feuilles d'eucalyptus.

Les mesures de désinfection s'étendront aux différentes sécrétions et excrétions, qui seront immédiatement stérilisées par les différentes solutions antiseptiques (bichlorure de mercure, acide phénique, sulfate de cuivre, sulfate de fer).

De même pour les linges, les objets de literie, qui seront immédiatement changés dès qu'ils auront été souillés, et désinfectés par l'ébullition prolongée dans ces différentes solutions.

Une fois la guérison obtenue, on donnera au petit malade un grand bain savonneux et on le revêtira de linges et de vêtements complètement neufs, ou désinfectés à l'étuve.

Il faudra alors songer à la désinfection de la chambre du malade, de ses objets de literie, de ses vêtements et de tout ce qui a pu être en contact avec lui.

Si dans la localité ou à proximité, il existe une étuve à désinfection (1), il faut y avoir recours et y envoyer linges, couvertures, matelas et effets. Si celle-ci n'existe pas, il faudra se contenter d'avoir recours à la désinfection par les

---

(1) Il existe à Saint-Omer, depuis cette année (1905), une étuve à désinfection que j'ai réclamée le premier, au Conseil d'hygiène, en 1891. Depuis cette époque, je n'ai cessé d'insister près des différentes administrations compétentes, et j'ai enfin le plaisir de voir mis à exécution le projet que j'ai élaboré il y a quatorze ans : toutes les communes de l'arrondissement peuvent y avoir recours.

vapeurs d'acide sulfureux qui rend également de grands services; pour la réaliser, il faut, après avoir bouché toutes les ouvertures (portes, fenêtres, cheminées), faire brûler dans la pièce à désinfecter, 40 grammes de soufre par mètre cube. On dispose la quantité de soufre dans un récipient en fonte, qu'on place au milieu de la pièce, dans un baquet en zinc rempli d'eau (pour éviter les dangers d'incendie); on y met le feu à l'aide d'un tampon d'ouate imbibé d'acool, et on se retire vivement, car les vapeurs d'acide sulfureux sont extrêmement irritantes. On ferme hermétiquement la porte et on laisse les choses en l'état pendant quarante-huit heures. On aura eu soin d'ouvrir toutes les armoires, d'étendre tous les effets, les objets de literie. On fera bien de défaire les matelas et d'en éparpiller la laine.

Au bout de quarante-huit heures, on ouvre portes et fenêtres et on aère pendant deux ou trois jours. Un grand nettoyage des parois complétera la désinfection et l'on pourra être certain de l'efficacité de ces mesures.

Je continue à conseiller ce mode de désinfection pour les parois des locaux infectés. On recommande différents autres procédés de désinfection : j'estime que celui-ci est le plus certain.

Pour clore ce chapitre, je veux indiquer le procédé le plus certain pour la désinfection absolue des mains : c'est celui qu'on emploie en chirurgie, et qui peut être utilement employé par tout le monde dans certaines circonstances.

Pour aseptiser les mains il faut d'abord, pendant une dizaine de minutes au moins, savonner et brosser les mains dans de l'eau très chaude, en insistant sur les ongles et leur pourtour. Ce travail mécanique consciencieusement exécuté, on enlèvera soigneusement avec un cure-ongle aseptique lui-même, tout ce qui peut rester sous les ongles et autour de ceux-ci (il est bon de les avoir toujours très courts). Ceci fait, on rince de nouveau les mains à l'eau bouillie et on les plonge dans une solution de permanganate de potasse à 1/1000ᵉ. Cette immersion, qui a pour but la destruction de toutes les matières organiques, rend les mains brunâtres. Pour les décolorer, il suffit de les plonger dans une solution de bisulfite de soude : les mains redeviennent tout à fait blanches : on les immergera ensuite dans l'alcool à 90°, et enfin dans la liqueur de Van Swieten.

CHAPITRE X

LA TOUX
ET LES MALADIES DES VOIES RESPIRATOIRES

Causes diverses de la toux. — Quelques notions d'auscultation. — La toux dans la coqueluche. — Les laryngites. — Les bronchites. — Les pneumonies. — La pleurésie.

La toux est le plus souvent déterminée par une inflammation des voies respiratoires ; or celles-ci se composent d'une série d'organes variés, dont l'inflammation imprime à ce grand symptôme un cachet particulier.

Le nez, les fosses nasales, le larynx, la trachée, les grosses bronches, les ramifications bronchiques, et enfin le lobule pulmonaire : telles sont les parties constituantes, principales de l'arbre respiratoire.

Tout le revêtement interne de ce système est considérable, bien plus qu'il ne peut paraître à première vue, et l'on serait étonné si on voyait étalées en surface, toutes ces membranes qui offrent une conformité de structure, de composition, avec certaines différences cependant ; conformité qui explique la propagation facile des inflammations qui gagnent de proche en proche, et qui explique comment un simple rhume de cerveau, déterminé par un refroidissement ou une invasion microbienne, peut gagner jusqu'au lobule pulmonaire et se terminer dramatiquement par une bronchopneumonie, ou pneumonie lobaire.

« *C'est un rhume tombé sur la poitrine* », entend-on dire encore : c'est presque vrai, à part la chute !

Suivant que le mal se sera cantonné dans tel ou tel segment de l'arbre respiratoire, nous pourrons avoir à constater, une toux laryngée, trachéale, bronchitique, pulmonaire.

A côté de ces organes constituant les voies respiratoires proprement dites, nous avons des organes annexes, ou voisins : l'isthme du gosier, en voisinant avec l'ouverture du larynx, lui communique parfois, un certain degré d'inflammation, d'irritation, dont l'aboutissant peut être une toux un peu spéciale, « *la toux angineuse* »; la bouche, les oreilles ont des anastomoses nerveuses avec les nerfs des voies respiratoires, qui font que certaines maladies des oreilles peuvent déterminer des accès de toux. Je connais plusieurs de mes petits clients, auxquels on ne peut donner des soins de propreté des oreilles, sans que le cure-oreille ne détermine un chatouillement laryngé qui provoque une toux reflexe.

Certains enfants, pendant l'éruption dentaire, toussent de façon parfois inquiétante, sans lésions organiques appréciables à l'auscultation; il s'agit d'un phénomène de même nature.

Sous l'influence du travail de la dentition, certains enfants s'enrhument plus facilement : le mécanisme de la toux est alors banal; d'autres, sous une autre influence, souffrent d'embarras gastrique, de dilatation d'estomac, d'intoxication gastro-intestinale, et présentent de la « *toux gastrique* ».

Les nerfs qui se distribuent aux voies respiratoires peuvent subir des irritations, des compressions de voisinage, et déterminer la toux spéciale qu'on observe dans la rhino-bronchite spasmodique, dans l'asthme thymique, l'asthme vrai et la coqueluche.

Toutes les tumeurs du médiastin (anévrysmes, ganglions inter-trachéo-bronchiques) en comprimant, en irritant, dans le thorax, certains troncs nerveux, donnent, ou peuvent donner lieu à certaines toux spéciales, qui se rapprochent plus ou moins de celle de la coqueluche, et que pour cette raison, on a qualifiées de « *toux coqueluchoïdes* ».

L'inflammation des plèvres (enveloppes séreuses des poumons) détermine une toux sèche, saccadée, assez particulière.

On a signalé encore une toux hystérique, nerveuse; et une autre en rapport avec les vers intestinaux.

Enfin, il n'est pas une fièvre éruptive qui, à un moment quelconque de son évolution, ne vienne irriter le fond de la gorge, et l'entrée du larynx, et ne donne lieu à une toux spéciale à ces maladies.

De tout ce qui précède, il est facile de conclure combien il peut être malaisé parfois, de savoir pourquoi un enfant tousse.

Le médecin a, pour l'aider dans la solution de ce problème, plusieurs moyens qui facilitent sa tâche : ce sont surtout l'auscultation et la percussion.

L'air, en entrant dans les voies respiratoires, depuis le nez et la bouche, jusqu'aux dernières ramifications bronchiques, et jusqu'au lobule pulmonaire, fait entendre un certain bruit; il en est de même, lorsque cet air est expulsé après avoir rempli sa mission d'aller vivifier le sang. Les modifications apportées dans ces bruits respiratoires, indiquent au médecin ce qui se passe à l'intérieur de la poitrine.

De même, en percutant les parois de la poitrine, le son est plus ou moins modifié suivant que l'air pénètre ou ne pénètre pas dans cette poitrine.

Je n'ai pas la prétention d'enseigner ces méthodes d'investigation aux mamans, mais je ne sais pas pourquoi, elles ne chercheraient pas à se rendre compte des grosses différences survenues dans ces bruits. Dans certains cas, on entend à distance les bruits déterminés par la colonne d'air, en passant à travers les mucosités qui encombrent les bronches, et bien des mamans appellent d'elles-mêmes l'attention du médecin sur ces bruits qui les inquiètent.

Il est facile de se rendre compte quand l'enfant est bien portant, que la respiration se fait, sinon silencieusement, du moins doucement : l'inspiration et l'expiration donnent lieu à ce bruit souple et doux, régulier, qu'on a appelé « *le murmure vésiculaire* ». A force d'écouter ce murmure à l'état normal, la maman attentive ne tardera pas à se rendre compte qu'il est survenu une modification quelconque.

Au murmure vésiculaire, se substituent, ou s'adjoignent des bruits morbides qu'on a appelés des « *râles* » et ceux-ci sont de différentes sortes. Ce sont parfois des sifflements, des ronflements : râles sibilants et ronflants qu'on entend un peu partout, dans le dos surtout, et qui témoignent que l'air entre plus difficilement dans des conduits un peu rétrécis, parce que l'inflammation a fait gonfler le revêtement intérieur de ces conduits et rétréci leur lumière.

On observe ces râles sibilants et ronflants dans les

premiers moments d'une bronchite. Ces râles sibilants et ronflants ne tardent pas à être remplacés par d'autres bruits, qu'on appelle râles muqueux ou sous-crépitants : ils sont produits par le passage de l'air à travers des mucosités qui se sont produites dans les conduits bronchiques, sous l'influence de la seconde phase de l'inflammation, par suite d'une sécrétion plus abondante des parois.

Plus ces râles sont gros, moins les mucosités sont épaisses, moins elles sont visqueuses et collantes : le courant d'air les déplace assez facilement en produisant pour ainsi dire de grosses bulles. Si ces sécrétions augmentent, et se laissent difficilement pénétrer par l'air, les râles deviennent de plus en plus fins, ils sont alors crépitants ; on les a appelés ainsi parce qu'ils rappellent le crépitement que fait du sel projeté sur du métal chaud : ils se produisent dans les conduits les plus étroits, dans le lobule pulmonaire, et signifient l'existence d'une pneumonie.

Enfin parfois, l'air n'arrive plus à passer du tout, et on n'entend plus rien, en certains points de la poitrine ; ou mieux, on entend un autre bruit qu'on appelle un souffle, qui n'est autre chose que le murmure vésiculaire transmis plus fortement à l'oreille par un bloc solide, non aéré, au niveau duquel, le tissu pulmonaire, sur une étendue plus ou moins considérable, ne respire plus.

On comprendra facilement que si l'on vient à percuter la poitrine au niveau de ce bloc solide, on obtiendra un son mat, comme si l'on frappait du bois ou de la pierre ; tandis qu'en percutant une zone aérée on aura un bruit sonore, d'autant plus sonore, qu'il y aura plus d'air : ce qui est réalisé dans l'emphysème et le pneumothorax.

Les modifications variées à l'infini, que présentent l'auscultation et la percussion, permettent au médecin, dont l'oreille est exercée, de se rendre compte de ce qui se passe dans l'appareil respiratoire.

Ces notions, pour un peu trop techniques qu'elles puissent paraître, n'ont pas la prétention d'enseigner aux mamans l'auscultation et la percussion, mais de les mettre à même de comprendre les explications de leur médecin et de suivre, en quelque sorte, la marche de la maladie.

Voyons cependant, si avec l'aide du caractère de la toux, de son association avec d'autres phénomènes, tels que la gêne respiratoire, les modifications de la voix, il ne nous sera pas possible de reconnaître l'origine de la toux.

Il existe, en effet, une toux que tout le monde connaît: c'est la toux de la coqueluche. Son caractère distinctif est de se produire par quintes. Il suffit d'avoir entendu l'enfant tousser de cette façon pour faire le diagnostic de la maladie.

Malheureusement la toux, dans la coqueluche, ne revêt son caractère propre, qu'après une période de dix à quinze jours. Pendant ce laps de temps, le petit coquelucheux tousse comme tout le monde, si bien que l'entourage et le médecin lui-même pensent à un simple rhume. C'est alors que le petit malade, dont l'état général s'est à peine modifié, sème la maladie de tous côtés, la donne à ses frères et sœurs, à ses voisins de classe, à tous ceux qui l'approchent.

Peu à peu, les choses se modifient : la toux, au lieu de se calmer, comme dans le rhume ordinaire, augmente de fréquence, surtout pendant la nuit : les quintes n'existent pas encore franchement, mais elles s'ébauchent. Il n'y a pas encore de cri, ni de rappel, mais les accès se rapprochent. Enfin un beau jour, il n'y a plus à douter, la quinte de coqueluche devient typique.

Le pauvre bébé sent venir l'accès, il quitte ses jeux

(s'il est encore assez bien portant pour ne pas garder le lit) et cherche un point d'appui solide, car il sait combien il va être secoué !

Tout à coup, l'accès débute, les secousses se répètent sans interruption, ne permettant pas à l'enfant de respirer. Aussi devient-il rouge, terriblement congestionné ; les yeux sortent de l'orbite, les larmes coulent : tout indique l'angoisse du manque d'air !

La toux est éclatante, vibrante (on l'a comparée au chant du coq), et l'accès se termine après un nombre de secousses variable, mais souvent fréquentes, par une sorte d'inspiration sifflante, profonde, accompagnée du rejet de mucosités filantes et visqueuses !

Dans certains cas graves, à peine un accès est-il terminé, qu'un autre commence aussitôt ; dans ces conditions, la langue, projetée violemment au dehors, s'ulcère, et saigne ; les conjonctives sont ecchymotiques, par rupture des petits vaisseaux ; les enfants rendent involontairement leurs urines et leurs matières fécales ; parfois, le rectum est propulsé au dehors ; des hernies se produisent : aucun aliment ne peut être absorbé et, à peine introduit dans l'estomac, est immédiatement rejeté par vomissement !

On conçoit qu'une coqueluche aussi sévère fasse en quelques jours, d'un bel enfant, un pauvre être cachectique, tout prêt à contracter la tuberculose qui est une complication possible de la coqueluche.

A côté de ces formes, graves seulement par la fréquence et la violence des quintes, il en est d'autres qui empruntent leur gravité aux complications du côté des voies respiratoires et notamment à la bronchopneumonie.

Entre ces coqueluches souvent mortelles, et d'autres, tellement bénignes, qu'elles se résument en quelques quintes à peine ébauchées, il y a place pour tous les intermédiaires.

La coqueluche dure environ six semaines : inutile de répéter que cette durée est loin d'être fixe.

Une particularité qu'il est bon de signaler, c'est que la plupart du temps, les coquelucheux guéris, toussent pendant assez longtemps, par quintes à l'occasion d'un rhume banal : il semble qu'il se soit produit une sorte d'accoutumance à la quinte.

Le traitement se borne à peu de choses : le nombre considérable des remèdes prônés contre la coqueluche, prouve surabondamment qu'aucun d'eux n'est spécifique.

J'engage vivement les mamans, surtout pendant la mauvaise saison, à garder leurs enfants à la chambre et même au lit, de façon à éviter les complications broncho-pulmonaires.

Pour diminuer le nombre des quintes, je me suis trouvé bien de l'association médicamenteuse suivante : teinture de belladone, de drosera, de lobélie et de grindelia, par parties égales, qu'on donne par gouttes : d'autant plus fréquemment que l'enfant est plus âgé et que les quintes sont plus nombreuses.

Il faut se souvenir que le changement d'air, de domicile (il suffit parfois de traverser la rue) est le seul moyen qui ait pu sauver des enfants, dont l'état ne permettait plus d'espoir : ce changement d'air est toujours utile pour hâter la guérison de la coqueluche : il est bon d'y recourir au début de la période de déclin.

La toux de la coqueluche est donc une toux caractéristique : elle permet à elle seule de faire le diagnostic; j'ajoute que c'est la toux « *seule* » qui permet d'affirmer la nature de la maladie.

A côté de la toux de la coqueluche, on a décrit, et il existe des toux qui lui ressemblent et qu'on a appelées « *toux coqueluchoïdes* ».

On observe cette variété de toux dans trois affections : parfois, dans certaines tuberculoses pulmonaires : ce qui rapproche encore cette toux de celle de la coqueluche, c'est qu'elle détermine également le vomissement.

On observe la toux coqueluchoïde dans une affection spéciale, beaucoup plus fréquente qu'on ne le pense chez les enfants : dans « *l'adénopathie trachéo-bronchique* ».

Cette maladie est constituée par une augmentation de volume des groupes ganglionnaires qui siègent autour des bronches et de la trachée : ces ganglions déterminent la compression et l'irritation des filets nerveux, dont l'aboutissant est la toux coqueluchoïde.

Cette affection peut exister seule ; le plus souvent, elle existe en même temps que la tuberculose pulmonaire : ce qui explique l'existence de cette toux spéciale chez les tuberculeux ; on l'observe fréquemment après la rougeole.

Enfin, on retrouve cette toux coqueluchoïde dans les cas de tumeurs du médiastin ; ces tumeurs sont beaucoup plus fréquentes chez les adultes que chez les enfants : aussi ne m'y arrêterai-je pas davantage.

La toux peut encore, dans certains cas, revêtir des caractères assez spéciaux, pour qu'on puisse s'appuyer sur elle, pour faire le diagnostic de la maladie causale.

C'est le cas pour la « *toux laryngée* » : le fait que la fonction principale du larynx est de présider à la phonation, c'est-à-dire à la formation de la voix, de la parole, nous en donne l'explication.

Chaque fois que le larynx est malade, il s'ajoute à la toux, des modifications de la toux elle-même, et aussi de la voix. De plus, comme au niveau de la glotte, surtout chez l'enfant, le canal respiratoire se retrécit considérablement, on conçoit qu'il ne faille pas grand'chose, pour amener une obstruction de cette glotte et par conséquent des troubles de la respiration, allant jusqu'à l'asphyxie complète. Lorsque la toux s'accompagne de troubles de la phonation, et de gêne respiratoire sous forme d'accès de suffocation, on peut être certain qu'on se trouve en face d'une laryngite.

C'est dans la laryngite striduleuse ou faux-croup, dans la laryngite diphtérique (vrai croup), qu'on retrouve au plus haut point, cette toux caractéristique.

Le spasme et l'œdème de la glotte réalisent parfois une physionomie assez semblable. Ces deux affections sont rarement observées à l'état de maladie primitive ; le plus souvent elles compliquent les deux affections précédentes, ou d'autres maladies qui n'ont guère de rapport avec les voies respiratoires.

Un violent coup de sonnette la nuit, un bruit de fenêtres ouvertes, des voix dans la rue. « Le Docteur est-il là ? Vite, mon enfant a le croup ! » Neuf fois sur dix, le diagnostic est fait du même coup.

Il s'agit d'un enfant de deux à cinq ans, très bien portant la veille, ou à peine enrhumé, qui s'est réveillé en sursaut, en proie à une toux terriblement rauque, aboyante, en même temps, le pauvre bébé a été pris d'un accès de suffocation ! A bien juste titre le père effrayé n'a fait qu'un bond de son lit au domicile de son médecin.

Heureusement celui-ci, habitué à ce début dramatique du faux-croup, a déjà pu rassurer le papa, pendant le trajet; et de fait, si la demeure est tant soit peu éloignée, on trouve en arrivant l'orage apaisé, et le bébé profondément endormi, à la stupéfaction joyeuse des parents qui n'en peuvent croire leurs yeux.

Il n'en va pas toujours de même. L'accès se reproduit en général plusieurs fois dans la nuit, et parfois les nuits suivantes, mais en s'atténuant et en quelques jours tout est fini.

Il est exceptionnel que les accidents soient plus graves : on a cité des cas, néanmoins, où l'on a dû faire la trachéotomie ou le tubage. Pour ma part, je ne serais pas éloigné de croire que dans ces cas, il ne s'agissait plus seulement de laryngite striduleuse, mais de spasme de la glotte.

Ce spasme glottique existe bien souvent d'ailleurs dans la laryngite striduleuse, et c'est à lui qu'il faut attribuer, en grande partie, l'accès de suffocation ; mais il peut exister seul.

Cette affection, beaucoup plus redoutable que la laryngite striduleuse, est également infiniment plus rare, et s'observe chez des enfants très jeunes (au-dessous d'un an), ce qui complique singulièrement les choses, à cause de la difficulté de la trachéotomie et du tubage à cet âge-là.

J'en ai eu un très bel exemple, qui a guéri par la trachéotomie (chez un enfant de neuf mois). L'enfant a dû garder la canule pendant plus d'une année. Chaque fois qu'on tentait de l'en débarrasser, le spasme se reproduisait et menaçait de tuer l'enfant par asphyxie. Ce bébé essentiellement nerveux a fini par guérir complètement.

Dans la majorité des cas, la laryngite striduleuse ou faux-croup, cède rapidement aux applications très chaudes sur le devant du cou. Si l'on n'a rien d'autre sous la main, il suffira de tremper dans de l'eau très chaude, une éponge, un mouchoir et de l'appliquer sur le cou, d'une oreille à l'autre, entre le menton et la petite fossette qui existe au sommet de la poitrine. Pendant qu'on fera cette application, on pourra faire faire un cataplasme sinapisé, envoyer chercher un vomitif, et un sirop calmant contenant du bromure de potassium ; ce dernier médicament est destiné à lutter contre l'élément spasmodique.

Dans le cas de laryngite striduleuse, la toux est véritablement caractéristique : elle est rauque, bruyante, aboyante même, et s'accompagne, tout en « *restant sonore* », d'accès de suffocation plus ou moins intense : la voix de l'enfant, un peu éraillée, reste claire.

La laryngite diphtérique, ou vrai croup, débute rarement d'une façon aussi brusque ; les cas de croup d'emblée sont exceptionnels, et le plus souvent, lorsqu'on le considère comme tel, c'est que l'angine diphtérique a passé inaperçue.

Le plus souvent, l'enfant qui va avoir le croup, est malade depuis quelques jours déjà : il a des fausses membranes dans la gorge ; c'est ce qui permet actuellement d'éviter le plus souvent cette épouvantable maladie, grâce aux injections de sérum qui, prescrites contre l'angine, s'opposent à l'invasion du larynx.

La toux, au début de la laryngite diphtérique n'a pas de caractère spécial : c'est une toux laryngée, banale, un peu rauque, mais elle ne s'accompagne pas encore d'accès de suffocation ; ce n'est qu'à la fin, lorsque les fausses membranes se sont formées et épaissies, que la toux s'éteint, la voix se voile, la suffocation fait son apparition par accès, permettant encore le calme dans l'intervalle. Ces accès se rapprochent de plus en plus, deviennent permanents. Le pauvre bébé asphyxie lentement et meurt faute d'air, si l'on n'intervient pas. On a dit avec raison que le vrai croup finit comme le faux-croup commence !

La toux, dans la rougeole, présente également un aspect particulier : outre qu'elle est incessante, elle est également très rauque : on l'a appelée « *toux férine* », ce qui veut dire toux de bête féroce.

Chaque fois par conséquent que la toux se présentera avec cette espèce de raucité particulière, cette intensité, cette répétition fatigante, et qu'elle s'accompagnera de modifications de la voix (enrouement, extinction de voix), et d'accès de suffocation, on n'hésitera pas à localiser le mal dans le larynx : on aura affaire soit à la laryngite aiguë simple, soit à la laryngite striduleuse (faux-croup), soit à la laryngite diphtérique (vrai croup), soit à la rougeole.

Des accès de suffocation avec modifications de la voix et de la toux peuvent également s'observer dans le spasme de la glotte (qui s'observe surtout chez les très jeunes enfants), dans l'œdème de la glotte (rarement primitif), et dans les corps étrangers des voies respiratoires, et notamment dans ceux du larynx.

Sauf dans la rougeole, il est exceptionnel que ces différentes laryngites s'accompagnent de fièvre élevée et persistante.

C'est l'apparition de la fièvre avec ses courbes particulières, la participation non douteuse de l'état général, qui devient plus ou moins mauvais suivant la gravité de l'infection et de la maladie, qui vont nous aider maintenant à localiser l'origine de la toux dans une autre partie, dans une partie plus importante des voies respiratoires.

En même temps, nous retrouverons des modifications de la respiration et même des accès de suffocation, ou tout au moins une gêne permanente qu'on appelle la dyspnée.

Du larynx, l'inflammation atteint rapidement la trachée

et les premières ramifications bronchiques, pour constituer la laryngo-trachéo-bronchite, le type des affections habituelles des voies respiratoires, le rhume, la grippe d'hiver, atteignant tout le monde, grands et petits, et reconnaissant le plus souvent comme cause le refroidissement brusque de la température et le froid humide. Cette affection participe à la fois des laryngites, par la raucité de la toux et le caractère pénible et déchirant de celle-ci, et des affections des bronches, par l'appareil fébrile, la participation de l'état général et l'apparition des sécrétions sous forme d'expectoration, à caractère bien défini, mais qui fait le plus généralement défaut chez les enfants, qui avalent leurs crachats.

Le séjour à la chambre, les inhalations chaudes, les révulsifs, quelques balsamiques ont en général rapidement raison de cette affection qui peut toutefois, lors de certaines épidémies, et en raison de la virulence de l'agent infectieux, revêtir un caractère plus sérieux.

Que l'on néglige de surveiller et de combattre cette inflammation des voies respiratoires supérieures, l'élément inflammatoire peut gagner de proche en proche, et envahir les plus fines ramifications bronchiques (c'est bien le rhume tombé sur la poitrine). Dans d'autres circonstances, c'est par ces fines ramifications, que le mal débute d'emblée, soit primitivement, sous l'influence du froid, soit secondairement, sous l'influence d'une maladie infectieuse (grippe, rougeole, coqueluche) ; et nous assistons alors au développement de l'une des affections les plus fréquentes et les plus redoutables de l'enfance : la « *bronchopneumonie* ».

Guère n'est besoin d'auscultation ni de percussion au médecin d'enfants pour reconnaître cette redoutable affection : il lui suffit de voir anéanti sur les genoux de sa mère, ce pauvre petit être dont l'unique fonction consiste à tâcher de faire pénétrer un peu d'air dans sa poitrine.

Pâle, les yeux plombés, les lèvres violacées, les ailes du nez soulevées comme la poitrine par un rythme rapide, il reste inerte « *sans tousser* ». Comme dans le croup, bien que l'obstacle siège ailleurs, il existe du tirage sus-sternal et abdominal ; le thermomètre est à 40°, le pouls est incomptable, les respirations atteignent quatre-vingts et plus par minute ; puis le corps se couvre de sueur froide, les extrémités se refroidissent, le nez s'effile, les yeux se voilent, et bientôt le drame s'achève, en quelques légers soupirs qu'on entend à peine !

En quelques heures, la bronchopneumonie peut tuer l'enfant le plus robuste.

Heureusement, il n'en est pas toujours ainsi ; bien que grave, la bronchopneumonie peut et doit guérir dans la majorité des cas. J'estime que c'est la maladie dans laquelle le médecin peut le plus pour son petit malade.

J'ai obtenu de très beaux succès, même dans des bronchopneumonies consécutives à la rougeole et à la coqueluche.

La bronchopneumonie procède souvent par poussées, et des enfants presque mourants finissent par guérir. Il faut lutter contre l'hyperthermie au moyen des bains chauds, tièdes ou froids; contre la congestion bronchique, par les révulsifs, y compris les vésicatoires dont il faut être sobre, mais qu'on a le tort de proscrire systématiquement; et surtout contre le collapsus, et la parésie cardiaques, avec l'éther, la caféine, l'huile camphrée, et les injections de sérum artificiel.

La pneumonie lobaire existe aussi, chez l'enfant, mais

elle est moins fréquente que chez l'adulte : elle évolue de la même façon, mais les signes sont atténués; le point de côté est moins fréquent et moins douloureux; le souffle est moins fort.

Les accidents cérébraux sont assez fréquents pour qu'on ait décrit une pneumonie cérébrale; la température est très élevée, le pouls est fréquent ainsi que les mouvements respiratoires, la toux est sèche, et quinteuse parfois, l'expectoration fait défaut comme toujours chez les enfants.

La pneumonie lobaire chez l'enfant siège assez volontiers au sommet et guérit presque toujours.

Contrairement à ce qui se passe pour les inflammations des premières voies respiratoires, la toux n'est qu'un symptôme secondaire dans la bronchopneumonie et, dans la pneumonie lobaire, elle est généralement peu fréquente, peu intense et conserve un caractère banal, sans qu'il s'y adjoigne aucune modification de la voix.

Les symptômes principaux sont constitués par l'état général, et les modifications des bruits respiratoires.

Si l'on met l'oreille sur la poitrine d'un enfant atteint de bronchopneumonie, on reste véritablement stupéfait du nombre, de la variété, et de l'intensité des râles qu'on y entend. On a appelé cet ensemble, et non sans raison : « *un bruit de tempête* ».

Tous ces bruits morbides témoignent de la diversité, de l'étendue, et même de la mobilité des lésions, et sont déterminés par le passage de l'air à travers des sécrétions variées, et des canaux enflammés et obstrués.

Dans ces conditions, la toux doit être respectée, sinon favorisée, car elle est destinée à débarrasser ces pauvres bronches des sécrétions qui les encombrent. Sa disparition, sans atténuation des phénomènes d'auscultation, et sans amélioration de l'état général, est d'un mauvais augure : elle indique que l'organisme épuisé renonce à la lutte, et cède le pas à l'asphyxie.

Dans la pneumonie lobaire, le mal est plus localisé, ce qui éclaire un peu le pronostic ; il est peut-être plus profond, là où il existe, mais il en est du poumon comme du rein, et d'autres organes encore ; il est préférable d'avoir à lutter contre une lésion limitée, fût-elle plus grave et plus profonde, que contre une lésion plus étendue presque généralisée, bien que superficielle.

Je signalerai pour terminer, une dernière affection des voies respiratoires dans laquelle la toux existe encore : c'est la pleurésie.

Cette affection est fréquente chez les enfants ; j'en ai publié une observation très intéressante (1) dans laquelle une fillette d'une dizaine d'années, avait fait successivement deux pleurésies, l'une droite, et l'autre gauche, qui toutes deux avaient été précédées pendant plusieurs semaines d'une douleur très spéciale dans la colonne cervicale, douleur qui aurait pu en imposer pour un mal de Pott.

Ces deux pleurésies déterminées par la grippe ont radicalement guéri, sans laisser la moindre trace.

---

(1) PAUL MANTEL : *Deux pleurésies chez une fille de neuf ans.— Archives de médecine des Enfants*, n° 6, juin 1905.

CHAPITRE XI

LES CONVULSIONS ET QUELQUES AFFECTIONS NERVEUSES CHEZ L'ENFANT

Description de l'accès convulsif. — Convulsions essentielles. — Convulsions symptomatiques. — Les convulsions du début et de la fin des maladies chez l'enfant. — Les paralysies infantiles. — La danse de Saint-Guy. — L'incontinence d'urine.

Les convulsions sont, avec les accès de faux-croup, les accidents qui terrorisent le plus les mamans !

Et de fait, est-il rien de plus impressionnant, même pour le médecin, que de voir ce pauvre petit être au regard vague et fixe, tout comme s'il n'appartenait plus à ce monde, pâlir, étendre la tête raidie, puis ses petits membres, comme s'il était brisé de fatigue, et tout d'un coup, passer de cette phase tonique, généralement courte, à un état véritablement convulsif.

Les yeux fixes tout à l'heure, sont maintenant projetés à droite ou à gauche, ou de haut en bas; les paupières s'ouvrent et se ferment rapidement; les membres supérieurs d'abord, les membres inférieurs ensuite, sont secoués et avec eux le tronc tout entier. Une sorte de hoquet accompagne ces secousses; souvent la bouche écume, parfois une mousse sanguinolente s'échappe des pauvres petites lèvres secouées et crispées!

De pâle qu'elle était, la face se congestionne, devient violette; les yeux s'injectent; il y a souvent émission involontaire des urines et des matières.

Puis les secousses s'atténuent, diminuent d'ampleur, et l'accès se termine par l'arrêt des secousses oculaires : l'enfant brisé, couvert de sueur s'endort, en faisant entendre une sorte de respiration stertoreuse!

Quelquefois l'enfant meurt de cette première et unique convulsion : parfois, cet accident une fois passé, ne se renouvelle jamais plus; le plus souvent, il s'en produit quelques-unes plus ou moins rapprochées. Dans la majorité des cas, il se produit une seule convulsion, ou une seule crise qui peut durer plusieurs heures, et même plusieurs jours, et tout rentre dans l'ordre.

Les enfants sont, il faut bien le dire, prédisposés aux convulsions, surtout dans la première année de leur existence, en raison de leur excitabilité nerveuse; plus tard, avec le développement du pouvoir modérateur du cerveau, la « *convulsionabilité* » diminue et disparaît.

Mon expérience personnelle me permet d'affirmer que, dans la grande majorité des cas, les convulsions ne sont pas graves, et ne laissent aucune trace. J'ai assisté dans une famille de mes clients, chez deux enfants nouveau-nés, à des crises convulsives telles que je n'en avais jamais vu décrites de semblables : j'ai d'ailleurs publié le fait (1).

---

(1) PAUL MANTEL : *Crises convulsives d'une intensité exceptionnelle chez les deux enfants d'une même femme, s'étant produites dans des conditions identiques dès les premiers jours de la naissance. Guérison. — Revue pratique d'Obstétrique et Pédiatrie*, juin 1905.

Chez ces deux enfants, deux petites filles, il s'est produi plusieurs centaines de convulsions par jour, et cela pendant plusieurs jours, sans qu'il en soit rien resté jusqu'ici : la première de ces fillettes a actuellement trois ans, et est une superbe enfant; sa sœur, plus jeune, (six mois), est un superbe bébé.

Chez ces deux enfants, j'ai attribué les convulsions à une douleur gastrique ou intestinale, déterminée par une alimentation qui ne leur convenait pas, et pourtant bien inoffensive, puisqu'on ne leur donnait que du lait très étendu d'eau bouillie. Chez toutes deux, les convulsions cessèrent dès qu'on eut trouvé une nourrice.

J'ai vu un grand nombre d'exemples de convulsions déterminées par un état de souffrance de l'estomac et de l'intestin; presque toujours un lavement évacuateur et un purgatif suffisent pour arrêter les convulsions : c'est, à mon avis, la cause pour ainsi dire unique des convulsions dites essentielles.

A côté de ces convulsions, de ces crises convulsives, dont le point de départ est une douleur ou une intoxication gastro-intestinale, je signalerai une deuxième espèce de convulsion qui n'offre guère plus de gravité que la première : ce sont les convulsions qui marquent le début d'une maladie aiguë quelconque.

Si les précédentes sont rarement isolées, et se représentent par crises, ou accès, à chaque imprudence, ou écart de régime, cette seconde espèce de convulsion a pour caractéristique d'être unique.

Elle remplace, chez l'enfant, le frisson et marque le début bruyant, brusque, tragique d'une maladie aiguë : fièvre éruptive, angine, pneumonie, etc. Elle est violente, dure plus longtemps que les autres et ne se reproduit plus.

A côté de ces deux sortes de convulsions, qui sont plus effrayantes que graves, et pour lesquelles, le médecin est heureux de pouvoir rassurer l'entourage, il en est deux autres sortes qui comportent un pronostic beaucoup plus sombre. Ce sont d'abord et surtout les convulsions qui se produisent à la fin de certaines maladies : le choléra infantile, la bronchopneumonie, la diphtérie, la méningite; dans ces cas, les convulsions indiquent la participation des centres nerveux à l'intoxication générale, et la plupart du temps, elles sont un symptôme fatal, annonçant la mort prochaine : elles échappent pour ainsi dire et malheureusement à toute médication.

Pour être moins immédiatement graves, il existe enfin une quatrième sorte de convulsions qui indiquent que probablement l'enfant qui en est atteint, sera un candidat à l'épilepsie; et je n'hésite pas dans ces circonstances à soumettre immédiatement les enfants qui en sont atteints au traitement bromuré intensif, continué sans interruption, à hautes doses, pendant plusieurs années; ce traitement, conseillé par mon malheureux ami Gilles de la Tourette, m'a rendu de réels services.

Ceci nous amène tout naturellement au traitement des convulsions chez l'enfant.

Le point important est de reconnaître bien vite la cause des convulsions; si on ne la trouve nulle part, et qu'on soit amené par exclusion, à penser qu'il s'agit de convulsions éclamptiques, essentielles, je crois qu'il faut penser immédiatement à l'épilepsie, à l'hystérie, à l'hystéro-épilepsie et instituer le traitement bromuré dont je viens de parler, et ne pas hésiter à donner de fortes doses, un, deux, trois, quatre et même huit grammes des trois bromures de potassium, de sodium et d'ammonium, avec du benzoate de soude, qui atténuera un peu l'effet du bromure et le fera mieux supporter. L'essentiel est la continuité du traitement. Gilles de la Tourette affirmait que l'oubli d'un jour, compromettait plusieurs mois de traitement. La diminution ou la privation de sel (chlorure de sodium) paraît avoir une influence notable sur l'efficacité du traitement bromuré.

Est-il besoin d'ajouter qu'il est indispensable de priver absolument les enfants atteints de ces convulsions, de boissons excitantes (thé, café, vin, bière, liqueur), ainsi que d'aliments pouvant renfermer des toxines (gibiers faisandés, viandes altérées ou insuffisamment cuites, mets trop épicés). Une infusion quelconque (tilleul, houblon), du lait coupé d'une décoction de céréales (eau d'orge, de blé, etc.) suffiront comme boisson. Séjour à la campagne, à la montagne; vie au grand air, exercices physiques : peu ou pas d'études, tout juste l'indispensable dosé convenablement et sans fatigue. Le séjour à la mer ne convient pas à ces enfants. Lorsque j'aurai ajouté l'utilité de petits purgatifs et de l'usage prolongé du benzonaphtol, avec le fonctionnement assuré de la peau par des frictions, des lotions et des bains, je crois que j'aurai tout dit du traitement des convulsions qui peuvent, qui doivent être traitées pour éviter aux pauvres petits ce terrible mal dont le nom seul épouvante les familles.

Pour les convulsions terminales des maladies graves, la thérapeutique se confond avec celle de la maladie causale; la trachéotomie dans le croup, les inhalations d'oxygène dans les bronchopneumonies, les injections de sérum dans le choléra infantile, seront utilement employées, en même temps que toute la médication révulsive au niveau des membres inférieurs, les grands bains chauds, tièdes, froids ou sinapisés. Malheureusement le plus souvent, la médecine demeure impuissante.

La convulsion, le plus généralement unique, qui marque le début d'une maladie aiguë n'a pas besoin de médication spéciale : je la considère comme un phénomène fébrile justiciable des mêmes moyens thérapeutiques que ceux que j'ai indiqués déjà pour combattre l'accès de fièvre, et auxquels il faut se reporter.

Restent les convulsions simples, habituelles, ordinaires, pour lesquelles on a accusé la dentition, les vers intestinaux, et qui, à mon avis, doivent être innocentés absolument. Ainsi que je le disais plus haut, les deux enfants qui ont présenté les crises de convulsions les plus graves, les plus accentuées et surtout les plus fréquentes, étaient les deux petites filles qui ont été atteintes de convulsions les premiers jours de leur vie ; il ne s'agissait chez elles ni de dents, ni de vers intestinaux. Ces convulsions, je ne crains pas de le dire, sont toujours sous la dépendance d'une souffrance ou d'une intoxication gastro-intestinale : la première chose à faire, pour ne pas dire la seule, est de débarrasser l'estomac et l'intestin. En pareille occasion, je fais prendre immédiatement un lavement avec du lait, du miel et du sel de cuisine, toutes choses qu'on a généralement sous la main, et je fais donner un purgatif. L'huile de ricin est celui qui me paraît préférable. Le calomel, que j'ordonne toujours le lendemain, agit malheureusement un peu lentement. Je fais déshabiller l'enfant complètement, de façon à faciliter et la circulation et la respiration, je fais faire une friction alcoolisée énergique sur les membres inférieurs, que j'enveloppe ensuite d'ouate, de taffetas gommé et de flanelle. La plupart du temps, cette médication suffit; et une fois l'intestin vidé, la crise s'arrête pour ne plus se représenter, si l'on surveille attentivement les fonctions de l'estomac et de l'intestin.

Dans certains cas un peu sérieux, je me suis bien trouvé de la chloroformisation, que j'ai dû prolonger pendant plusieurs heures : dès que je laissais mon petit malade se réveiller, les secousses reprenaient ; une potion avec un peu de bromure et de fleurs d'orangers, quelques compresses fraîches sur la tête suffisent le plus souvent.

Je me rappelle un cas qui n'a fait que me confirmer dans mon opinion, que les convulsions sont presque toujours dues à une souffrance de l'estomac par indigestion : un tout jeune enfant atteint de crises convulsives assez inquiétantes se prolongeant un peu plus longtemps que d'habitude, fut instantanément soulagé par le rejet d'un volumineux caillot de lait, durci comme du fromage de Gruyère et représentant le moule de la cavité de l'estomac. Je suis convaincu que cet enfant serait mort, s'il n'avait eu la chance de se débarrasser de cette volumineuse masse de lait caillé.

Les maladies du système nerveux sont trop complexes, et trop rares du reste, chez l'enfant, pour que je pense utile de leur réserver une place dans ce travail.

Il en est une cependant qui par sa fréquence, sa marche spéciale et ses conséquences, mérite de nous arrêter un moment : c'est la « *paralysie infantile* ».

Je ne veux pas parler des paralysies qu'on observe chez les nouveau-nés immédiatement après la naissance, et qui sont dues, la plupart du temps, aux violences exercées sur l'enfant par l'accoucheur en raison des difficultés de son extraction. L'existence de ces paralysies, qui peuvent subsister parfois très longtemps et même créer des infirmités définitives, m'est une raison de plus pour insister sur la nécessité de procéder, au moins chez les primipares, à la dilatation prophylactique du bassin mou. Ce traitement préventif donnera sans aucun doute, les meilleurs résultats.

La paralysie infantile est autre chose : elle constitue une véritable maladie à physionomie particulière : elle frappe les enfants un peu plus âgés, et paraît agir comme une maladie infectieuse ; et de fait, le plus souvent, elle débute en pleine santé, par un accès de fièvre, qui peut passer inaperçu, mais qui existe toujours et est souvent très intense.

A la suite de cet accès fébrile, qui peut s'accompagner de délire, de convulsions, l'enfant est frappé de paralysie plus ou moins généralisée.

Cette paralysie revêt rarement la forme hémiplégique, (bien que je l'aie observée au moins dans un cas) : ce sont plutôt des monoplégies : la paralysie s'attaque à un membre entier, au cou, à la face ; le plus souvent, c'est un des membres supérieurs, ou inférieurs qui est pris tout entier. Tous ces groupes musculaires sont intéressés.

Puis, peu à peu, et spontanément, la paralysie se retire : la plupart des muscles récupèrent l'intégralité de leurs fonctions à l'exception d'un groupe, d'un seul muscle parfois. Il en résulte des déformations qui persistent, toute la vie, et c'est ainsi qu'on observe certaines variétés de pieds bots, de mains botes.

J'estime que les fatigues, le froid, le surmenage peuvent être la cause de cette paralysie ; mais bien plus souvent encore, le point de départ peut être trouvé dans une intoxication gastro-intestinale. Les fièvres éruptives, les oreillons, etc., etc., ont pu être accusés d'avoir déterminé la paralysie infantile.

Je tiens à consacrer quelques lignes à une maladie

nerveuse, très fréquente dans la seconde enfance, et qu'on ne rencontre guère qu'à cette époque de la vie : c'est « *la chorée de Sydenham* » ou « *danse de Saint-Guy* ».

On l'observe de sept à quatorze ans et elle est manifestement plus fréquente chez les petites filles ; j'estime que l'établissement prochain de la menstruation peut avoir une certaine influence sur l'éclosion de cette maladie. C'est évidemment l'hérédité névropathique qui en est le plus souvent responsable, néanmoins, la chorée semble avoir un lien de parenté assez étroit avec le rhumatisme.

Au début, les enfants paraissent d'une maladresse invraisemblable, cassant tout, renversant tout, tombant à chaque instant et sans raison ; bien souvent, les mamans exaspérées, loin de songer à un état maladif, sévissent contre ces petits malades qui n'y peuvent rien.

D'autres fois, la crise débute après une maladie de l'enfance (fièvre éruptive), soit à la suite d'une émotion violente, d'une frayeur ou d'une chute.

Peu à peu, les mouvements deviennent de plus en plus incoordonnés : pour saisir un verre plein, et le porter à la bouche, l'enfant n'y arrive qu'après l'avoir renversé en partie et l'avoir choqué contre ses dents.

Parfois, et d'abord, limitées à un membre, les secousses atteignent bientôt le corps tout entier ; celui-ci est agité de mouvements incessants, d'autant plus amples, plus répétés et plus violents, que l'enfant se sent davantage observé.

Il n'a de repos que pendant le sommeil !

Heureusement la chorée guérit presque toujours après une durée de sept à huit semaines ; cependant, il faut savoir que des complications du côté du cœur sont assez fréquemment observées.

Le bromure, l'antipyrine, l'hydrothérapie sont les meilleurs remèdes. Il faut en outre, pendant la phase aiguë, s'efforcer de provoquer le sommeil chez les petits malades, puisque c'est alors seulement qu'ils sont soustraits à ces secousses si pénibles, et si fatigantes.

Il existe une affection très particulière, qui trouverait peut-être mieux sa place dans une étude des maladies des voies urinaires ; mais, outre que celles-ci sont trop exceptionnelles pour légitimer une étude un peu importante, j'estime que cette maladie rentre plutôt dans les névroses : je veux parler de l' « *incontinence d'urine* ».

Les enfants deviennent propres à des époques éminemment variables : à cet égard, on peut, par une surveillance spéciale, donner des habitudes de propreté à des enfants très jeunes. Il suffit de les mettre sur le vase, et j'ai rencontré des garde-couches qui, dès les premiers temps de la vie, obtenaient des résultats véritablement surprenants. Cette excellente habitude évite aux enfants le contact prolongé des matières et des urines, qui finissent par altérer la peau et occasionnent le refroidissement.

Malgré tous les soins, tous les efforts, certains enfants, particulièrement nerveux, et prédisposés, continuent à mouiller leurs effets jour et nuit; c'est pendant la nuit surtout que l'incontinence est la plus fréquente : il me semble qu'on l'observe plutôt chez les petits garçons, que chez les petites filles.

Cette pénible infirmité dure parfois toute la vie, sans qu'il soit possible d'y remédier, rendant l'existence insupportable aux personnes qui en sont victimes.

Il faut donc s'efforcer de combattre cette fâcheuse prédisposition le plus tôt possible.

On a beaucoup discuté sur la cause de cette incontinence ; on a tour à tour invoqué la faiblesse du col de la vessie et la contracture de cet organe. Les cas sont évidemment complexes, et l'incontinence peut reconnaître l'une ou l'autre de ces causes.

Quoi qu'il en soit, j'estime que c'est surtout, en surveillant les enfants, en prenant la précaution de ne pas les laisser boire trop, au moins au repas du soir, en les éveillant à certaines heures fixes, pendant la nuit, pour les faire uriner, en les garantissant le mieux possible du froid qu'on aura le plus de chances de guérir cette pénible affection.

J'ai réussi à guérir un enfant d'une incontinence nocturne par ce simple moyen d'ajouter à ses vêtements, un caleçon en tissu chaud.

On a recommandé certains médicaments : les deux qui m'ont le plus souvent réussi, sont la belladone et l'antipyrine.

J'ai obtenu un certain nombre de succès par le procédé suivant que je n'ai vu signalé nulle part :

Persuadé que le besoin d'uriner se manifeste par une sensation spéciale ressentie par les petits garçons au bout de la verge, j'ai recommandé des soins très particuliers du prépuce et l'injection sous la peau de ce prépuce, d'un mélange de cocaïne, et d'une solution à 1/1000 d'adrénaline, dont la dose devra être proportionnée à l'âge de l'enfant, et progressivement augmentée jusqu'à résultat favorable.

Je n'ai pas eu l'occasion d'expérimenter ce moyen chez les petites filles, chez lesquelles, on pourrait peut-être obtenir le même succès.

CHAPITRE XII

LES DENTS ET LES MALADIES DE LA BOUCHE

Les Dents : Dents de lait. — Dents permanentes. — Date d'apparition des différents groupes dentaires. — Accidents d'origine dentaire. — Soins de la bouche.

Maladies de la Bouche : Les stomatites de l'enfance. — Le muguet. — Les aphtes. — La stomatite ulcéro-membraneuse.

L'éruption dentaire est accusée par bien des mamans de beaucoup de méfaits dont elle est parfaitement innocente. On ne saurait trop s'élever contre ce préjugé qui laisse l'entourage de l'enfant s'endormir dans une fausse et imprudente quiétude.

Chez un enfant bien portant, normalement nourri, la sortie des dents doit se faire sans incident : voilà ce qu'il faut dire et répéter.

Il est certain que ce travail très particulier, met l'enfant dans de moins bonnes conditions pour lutter contre les maladies ; aussi doit-on à ce moment redoubler de soins dans l'alimentation ; surveiller la stérilisation du lait et des instruments qui servent à préparer la nourriture de l'enfant ; veiller aux troubles digestifs, aux refroidissements.

En dehors d'une démangeaison douloureuse, agaçante, qui porte les enfants à mâchonner tout ce qui se trouve à leur portée, de quelques phénomènes nerveux chez les prédisposés, de quelques troubles digestifs chez ceux dont l'alimentation n'est pas suffisamment surveillée, la dentition ne peut et ne doit occasionner aucun autre trouble de la santé.

Si l'enfant présente à ce moment des signes un peu plus inquiétants, il faut en chercher et en trouver la cause, pour y apporter le remède utile.

Toutes les préparations destinées à remédier à la douleur des gencives peuvent être employées, mais ne sont guère efficaces ; il est préférable à ce moment, d'entretenir une propreté minutieuse de la bouche, de lotionner les gencives plusieurs fois par vingt-quatre heures avec une décoction émolliente ; il faut veiller à la régularisation des garde-robes, se méfier tout autant de la diarrhée que de la constipation, et lutter contre l'excitation nerveuse par des préparations calmantes anodines comme le tilleul, de l'eau de fleurs d'orangers ; si cela ne suffisait pas, on aurait recours aux grands bains tièdes, au bromure de potassium, aux sirops légèrement opiacés, comme le sirop de coquelicot, le sirop Diacode.

Je ne peux pas ne pas condamner cette pratique brutale, qui consiste à ouvrir les gencives des pauvres bébés avec un ongle, dont l'asepsie est souvent plus que douteuse.

S'il fallait en arriver à ce petit débridement, qui parfois amène un soulagement marqué, il faudrait y procéder « *chirurgicalement* » avec des instruments stérilisés.

Je vais indiquer rapidement l'ordre d'éruption des dents, de façon à ce qu'à l'aide du tableau qu'on trouvera dans le « *Carnet sanitaire* », chaque maman puisse se rendre compte de la marche de la dentition chez ses enfants.

Les dents sont de deux espèces : les unes sont destinées

à tomber assez vite ; les autres persistent pendant la plus grande partie de l'existence.

Les dents destinées à tomber, ou dents de lait, sont au nombre de vingt.

Les dents permanentes sont au nombre de trente-deux.

Dents de lait. — Ce sont :

4 incisives médianes;
4 incisives latérales;
4 premières petites molaires;
4 canines;
4 deuxièmes petites molaires.

D'une façon générale, on peut dire que les dents de la mâchoire inférieure sortent avant celles de la mâchoire supérieure; sauf les incisives latérales qui paraissent à la mâchoire supérieure avant de se montrer à la mâchoire inférieure.

Je me hâte de dire qu'à cet égard, comme à l'égard de l'ordre et de la date de l'apparition des dents, il existe de nombreuses exceptions.

On a cité des enfants qui sont nés avec une ou plusieurs dents.

J'ai remarqué qu'en général, l'éruption dentaire se fait d'autant plus facilement qu'elle se fait de façon plus précoce.

Un fait m'a paru avoir une notable influence sur la précocité et la facilité de l'éruption dentaire : c'est l'état de grossesse de la nourrice.

D'une façon générale, et pour aider la mémoire, on peut donner les dates suivantes pour l'apparition des dents de lait.

Les incisives médianes vers 6 mois;
Les incisives latérales vers 9 mois;

Les premières petites molaires vers 12 mois;
Les canines vers 15 mois;
Les deuxièmes grosses molaires vers 18 mois.

On voit par ce tableau que les différents groupes des dents de lait font leur apparition de trois en trois mois.

Dents permanentes. — Ce sont :

4 premières grosses molaires;
4 incisives médianes;
4 incisives latérales;
4 premières petites molaires;
4 deuxièmes petites molaires;
4 canines;
4 deuxièmes grosses molaires;
4 troisièmes grosses molaires.

Les premières grosses molaires, qu'on appelle les dents de l'enfance, sont les premières dents permanentes. Elles font leur apparition vers l'âge de cinq ans, et viennent compléter la dentition de l'enfant, avant que les dents de lait ne commencent à disparaître. Si bien, que de cinq à huit ans, l'enfant possède vingt-quatre dents.

Vers l'âge de huit ans, souvent avant, les dents de lait disparaissent et font place aux dents définitives.

Voici l'ordre suivant lequel s'établit la deuxième dentition ou dentition permanente.

4 premières grosses molaires vers 5 ans;
4 incisives médianes vers 8 ans;
4 incisives latérales vers 9 ans;
4 premières petites molaires vers 10 ans;
4 deuxièmes petites molaires vers 11 ans;
4 canines vers 12 ans;
4 deuxièmes grosses molaires vers 13 ans;
4 troisièmes grosses molaires vers 18 à 25 ans.

Dans la deuxième dentition, les canines ne font leur apparition qu'après les deuxièmes petites molaires, alors que lors de la première dentition les canines apparaissent avant elles.

Dans la première dentition, l'éruption des groupes dentaires se fait de trois en trois mois : pour la deuxième dentition, les groupes se succèdent d'année en année, sauf pour les grosses molaires, qui s'espacent de sept en sept ans.

Il est bien évident que tout ceci est un peu schématique et qu'il est exceptionnel que les choses se passent ainsi. C'est pour remédier à cet état de choses que j'ai dressé dans mon « *Carnet sanitaire* » deux tableaux sur lesquels on inscrira la date de la sortie et de la chute de chaque dent.

On conçoit facilement qu'à l'aide d'un certain nombre de ces tableaux exactement remplis, il sera facile de donner des chiffres se rapprochant plus de la réalité.

Les dents de lait sont loin de ressembler à celles de la deuxième dentition. Combien d'enfants dont la première dentition était irréprochable, et dont la deuxième est défectueuse !

On ne peut trop engager les mamans à surveiller la dentition de leurs enfants, à prendre constamment des soins de propreté minutieuse de la bouche des bébés. La carie dentaire fait prospérer dans la bouche, toute une flore microbienne qui peut devenir le point de départ des maladies les plus graves.

Dans un ordre d'idée différent, il faudra veiller à laisser aux dents de remplacement une place suffisante : d'une bonne mastication, dépend une bonne digestion, qui peut avoir sur la santé de l'enfant une influence considérable.

Je ne puis m'empêcher de signaler encore ici l'influence

de la vie de collège, du travail intellectuel, de la préparation des examens et des concours, sur l'état des dents.

Si la grossesse a une influence sur les dents, au point qu'une maman me disait avec une pointe de regret : « Chacun de mes enfants me coûte une dent » ; le surmenage intellectuel possède la même influence ; je connais certains candidats qui pourraient dire : « Chaque concours me coûte une dent ! »

Le meilleur moyen de lutter contre ces accidents consiste en un entretien constant de la bouche et des dents à l'aide d'un brossage, notamment après les repas, de façon à ne pas laisser entre les dents des débris alimentaires s'y accumuler et fermenter.

Dès qu'une dent semble devenir douloureuse, il faut la faire soigner ; quitte à n'être pas approuvé par les dentistes je ne peux pas ne pas recommander un moyen qui m'a constamment réussi contre les douleurs dentaires : c'est le brossage répété plusieurs fois par jour avec le mélange suivant : 250 grammes d'eau bouillie tiède contenant une cuillerée à bouche d'eau phéniquée à 1/50.

Il ne faut pas oublier que la carie dentaire peut être l'origine d'accidents graves, abcès, periostites, phlegmons qui peuvent mettre l'existence en danger.

Bien que, suivant moi, l'éruption dentaire n'exerce pas sur la santé générale de l'enfant l'influence qu'on lui attribue généralement, il faut néanmoins reconnaître que cette éruption d'une part, et les maladies des dents d'autre part peuvent avoir une répercussion, sinon sur l'état général, au moins sur l'état local : je profiterai de ce chapitre, pour passer en revue quelques maladies de la bouche chez les enfants.

Mais tout d'abord, je signalerai en quelques lignes, une des affections les plus graves susceptibles d'avoir pour point de départ, une dent cariée : c'est la périostite phlegmoneuse du maxillaire inférieur.

J'en vois chaque année, une certaine quantité de cas, chez des enfants de huit à quatorze ans environ; après quelques jours de souffrances, déterminées par une dent cariée, en une nuit, l'état général devient grave : la fièvre s'allume, il y a parfois des frissons; l'haleine est fétide, la langue chargée. En même temps, tout un côté de la mâchoire et même de la face, est atteint de gonflement, rouge, violacé, œdémateux : le sillon angulo-maxillaire est effacé, et remplacé par une saillie : tout cela est très douloureux à la pression; l'enfant ne peut ouvrir la bouche, ni boire, ni s'alimenter.

Devant ce tableau symptomatique, il n'y a pas à hésiter, il faut aller à la recherche du pus, qui existe déjà, mais profondément, sous le périoste. Il ne faut pas que les mamans s'endorment dans une fausse espérance que « *cela s'ouvrira tout seul* » avec des onguents ou des cataplasmes.

Cette temporisation peut être néfaste : on y risque les pires accidents, dont un des moindres est une nécrose d'une portion de l'os, et son élimination par une fistule intarissable et indéfinie.

L'ouverture de ces abcès sous-périostiques doit être confiée à un chirurgien de profession, car c'est une intervention délicate et qu'il est nécessaire de mener à bien, très vite.

Je m'étendrai sur ces questions dans un autre travail concernant la chirurgie des enfants.

Pour le moment je reviens aux différentes petites maladies de la bouche qu'on observe assez souvent chez l'enfant et qu'on appelle des « *stomatites* ».

Une de ces affections, véritablement particulière à l'enfant, s'appelle le « *muguet* » ; dans notre pays, les gens du peuple appellent cette maladie la « *miairesse* » (?).

Ce muguet est occasionné par le développement dans la bouche, et même dans tout le tube digestif, d'un champignon qu'on appelle « *l'oïdium albicans* ».

Cette stomatite parasitaire est extrêmement répandue dans la classe pauvre et à la campagne ; elle se développe plus particulièrement chez les enfants chétifs, malingres, mal nourris et dyspeptiques. L'usage du biberon à tube et de toute la série des « *sucettes* » en favorise la propagation : ce champignon a besoin, pour se développer, d'un milieu acide, qui se trouve admirablement réalisé par la fermentation du lait dans les récipients en caoutchouc, et même dans l'intérieur des joues, et du pourtour des gencives.

Certains enfants bien portants n'y échappent pas toujours, à cause de la contagion. Chez ces derniers, un traitement énergique a bientôt fait de les débarrasser ; chez les chétifs, bien souvent le muguet indique un état de dépérissement grave, auquel les pauvres athrepsiques ne tardent pas à succomber.

La muqueuse de la bouche, avant l'apparition du muguet, a déjà un aspect caractéristique ; elle est enflammée, rouge, douloureuse, sèche, acide : l'enfant en souffre déjà, et éprouve une gêne à sucer, il refuse le sein et le biberon.

Bientôt apparaissent les petites houppes blanches caractéristiques : dans certains cas de muguet confluent, et récent, j'ai vu des enfants chez lesquels, la cavité buccale paraissait couverte d'une couche de neige fraîchement tombée.

Ces houppes blanches s'enlèvent facilement et la

muqueuse sous-jacente reste indemne; mais elles se reproduisent avec la même facilité.

Le traitement consiste en soins minutieux de propreté des objets qui servent à l'alimentation de l'enfant, dans la proscription des « *sucettes* » de tout genre, et dans le lavage fréquent des bouts de sein de la nourrice, de façon à éviter, à ce niveau, la fermentation du lait.

Il faut entretenir un état d'alcalinité prononcé dans la bouche de l'enfant, à l'aide d'un peu d'Eau de Vals, après chaque tetée, soit en boisson, soit en toilette; les attouchements avec des alcalins (eau de chaux, bicarbonate de soude), au besoin un collutoire au borax et au miel rosat, rendront de réels services.

La stomatite la plus fréquemment déterminée par la sortie des dents, est la stomatite érythémateuse, caractérisée par une rougeur intense, au niveau des gencives et s'accompagnant, soit de sécheresse de la bouche, soit plutôt de salivation abondante; cette salivation est bien connue des mamans. Dans bien des cas, elle reconnaît comme cause principale, un mauvais état du tube digestif, plutôt encore qu'une lésion locale.

Parfois les choses vont plus loin, et il se produit un véritable dépôt muco-purulent sur les gencives et autour des dents qui ont déjà poussé.

Le chlorate de potasse, le collutoire au borax et au miel rosat, les alcalins à l'intérieur, suffiront le plus souvent à débarrasser les pauvres bébés.

Les aphtes, ou stomatite aphteuse, sont également très fréquemment observés chez les enfants.

Ils sont constitués par une vésicule très petite qui se rompt presque tout de suite, et laisse à sa place une petite ulcération qui s'agrandit, et dont le fond se couvre d'un enduit blanchâtre pultacé. Ces aphtes sont souvent peu nombreux, mais ils sont très douloureux. Ils sont facilement reconnaissables, parce qu'ils tranchent par leur coloration blanchâtre sur le fond rouge vif de la muqueuse enflammée.

Presque toujours, il existe en même temps, un état général mauvais ; la langue est sale, l'appétit diminue, ou est nul ; souvent on observe un peu de fièvre ; les aphtes témoignent, à mon avis, d'un état d'intoxication gastro-intestinale, et je ne me borne jamais au seul traitement local, qui est insuffisant ; quelques laxatifs, un régime lacto-végétarien et quelques doses de benzonaphtol remettent bien vite les choses au point.

Parfois on observe, chez les enfants, une véritable épidémie de stomatite aphteuse coïncidant avec une épidémie de fièvre aphteuse chez les bovidés de la contrée.

Même dans ces conditions, la stomatite aphteuse est toujours une affection bénigne.

Il n'en est pas de même des ulcérations de la bouche, dont quelques-unes peuvent avoir comme point de départ l'éruption dentaire, déterminer des suppurations ganglionnaires avec des cicatrices disgracieuses qui peuvent, chez certains enfants prédisposés, devenir le point de départ de la scrofulo-tuberculose.

La plus commune des stomatites ulcéreuses est la stomatite ulcéro-membraneuse.

C'est une maladie contagieuse. Elle se caractérise par la présence d'un certain nombre d'ulcérations de formes et de dimensions variées, siégeant surtout dans le sillon gingiro-buccal et elle s'accompagne de salivation abondante, de fétidité de l'haleine. Les ganglions du cou sont souvent pris.

Comme pour les aphtes, l'affection débute par des vésicules, mais il est exceptionnel de les voir : le plus souvent on n'est appelé que lorsque l'ulcération est constituée.

En même temps, il se produit de la douleur, assez vive pour que les enfants refusent de s'alimenter. La température de la bouche est très élevée, et en même temps, la fièvre peut se déclarer. Celle-ci est moins marquée chez l'enfant que chez l'adulte : il en est de même de la santé générale qui reste bonne.

Le meilleur traitement consiste à donner du chlorate de potasse tant à l'intérieur, sous forme de pastilles et de potions, qu'à l'extérieur en badigeonnages et en gargarismes. Ce médicament a besoin d'être surveillé chez les enfants : il ne doit pas être donné à hautes doses.

Enfin il faudra avoir soin d'isoler les enfants atteints, et désinfecter les objets qui auront été en contact avec les petits malades.

Je signalerai, pour terminer, deux petites manifestations buccales bénignes qu'on rencontre assez souvent chez l'enfant : ce sont la « *perlèche* » et la « *desquamation linguale* ».

La perlèche consiste en une sorte d'irritation chronique des bords des lèvres, qui deviennent dures, se couvrent parfois de fissures et d'excoriations. Elle est déterminée par le contact permanent de la salive que les enfants promènent avec la lange au pourtour de la bouche.

La desquamation lingale se rencontre chez les enfants dont le tube digestif est en mauvais état. La muqueuse de la langue ressemble à une pelouse, dont une partie seulement a été tondue : les papilles y ont disparu, ou se sont atrophiées. La désinfection gastro-intestinale a bientôt raison de cet état de choses.

CHAPITRE XIII

LES VERS INTESTINAUX. — LES PARASITES

Les lombrics, les oxyures, les ténias. — Contamination par certains animaux : les chiens, les chats et les oiseaux. — Les poux. — La gale.

L'usage de l'eau non filtrée, l'introduction, dans l'alimentation des enfants, de fruits, de légumes crus, l'usage de la viande crue ou insuffisamment cuite, telles sont les causes habituelles de la présence des vers intestinaux (lombrics, oxyures, ténias) dans le tube digestif des enfants.

Les lombrics et les oxyures sont beaucoup plus fréquents que les ténias. Il n'existe, pour ainsi dire, pas d'enfant qui n'ait été incommodé par ces parasites.

Les lombrics sont de longs vers ressemblant assez aux vers de terre : ils sont beaucoup plus longs, ont une forme nettement cylindrique; ils sont assez durs, ils ont une couleur blanc rosé; leurs téguments un peu transparents laissent apercevoir certains de leurs organes internes; ils se terminent en pointe à chacune de leurs extrémités.

Ces animaux sont avalés par les enfants à l'état d'œufs; ces œufs sont répandus dans les cours d'eau avec les matières fécales, puis déversés sur les champs, les terres maraîchères par les épandages ; c'est seulement dans l'intestin de l'homme que les œufs des lombrics peuvent éclore et se développer.

De l'intestin, où ces animaux séjournent habituellement en plus ou moins grand nombre (on en a constaté plusieurs centaines chez le même enfant), ils peuvent se répandre à travers tout le tube digestif, remonter dans l'estomac, et être expulsés par le vomissement ; ils peuvent s'engager dans toutes les annexes du tube digestif ; et se glisser jusque dans les voies respiratoires.

On a prétendu que les lombrics pouvaient traverser les parois de l'intestin et de différents viscères dans lesquels on les a rencontrés ; il faut, pour que cette émigration soit possible, une altération préalable des parois intestinales.

Les accidents les plus sérieux causés par les lombrics sont des troubles mécaniques : ces vers, réunis en gros pelotons, peuvent faire obstacle au cours des matières intestinales et donner lieu à des accidents d'obstruction. D'autres fois, dans les voies respiratoires, ils peuvent déterminer des accès de suffocation.

Mais ces accidents sont absolument exceptionnels : en général, à part quelques douleurs de ventre, et certains troubles nerveux, reflexes, les lombrics et les vers en général ne déterminent aucun trouble sérieux de la santé.

Toutes les calamités dont les vers intestinaux ont été rendus responsables par ce public spécial pour lequel l'exercice de la médecine a d'autant plus d'attraits qu'il est plus... illégal, n'existent que dans l'imagination de ce public et dans celle de ses crédules victimes.

Ce qui a pu accréditer ces assertions, c'est à mon avis,

ce fait très particulier que j'ai été à même d'observer fréquemment : chez les enfants gravement malades, et notamment chez ceux qui sont atteints de maladies, dans lesquelles la fièvre, et par conséquent la température du corps sont très élevées, il arrive assez souvent qu'on assiste à l'expulsion d'un ou de plusieurs lombrics. Ces animaux qui préexistaient à la maladie sont incommodés et même tués par ces hautes températures, et peut-être aussi par la médication employée; ils s'évadent ou sont expulsés morts !

De là à attribuer aux vers la maladie qui les tue, il n'y a qu'une erreur d'interprétation.

J'ai eu l'occasion tout dernièrement d'observer l'élimination, par vomissement, d'un lombric mort, chez une fillette que j'avais opérée la veille d'une résection du coude, et qui avait absorbé, pendant l'anesthésie, une quantité importante de chloroforme.

Eu égard au nombre considérable d'enfants qui sont victimes de ce parasitisme, et à la rareté des accidents, on peut dire que la gravité en est nulle.

L'usage d'eau filtrée ou bouillie est le principal moyen prophylactique.

Quand on a acquis, en constatant la présence des œufs de lombrics dans les selles des enfants, la certitude de leur existence, il suffira d'administrer un vermifuge pour débarrasser les enfants.

J'ai l'habitude de prescrire, pendant quatre matins, un mélange de calomel et de santonine, à doses proportionnées à l'âge de l'enfant et de faire donner, le cinquième jour, un purgatif destiné à débarrasser l'intestin des vers que le vermifuge a tués : il est rare que l'enfant ne soit pas complètement débarrassé à la suite de ce traitement.

Les oxyures, assez semblables aux lombrics, sont infiniment plus petits : ce sont de petits filaments blanchâtres très remuants, très actifs ; comme les lombrics, ils habitent l'intestin, où ils sont également introduits à l'état d'œufs, à la suite de l'usage de crudités : fraises, salades, radis, dont les enfants se montrent si friands.

Les oxyures ont une singulière habitude : cantonnés dans l'intestin pendant la journée, ils le quittent la nuit, quand l'enfant est couché, et viennent au pourtour de l'anus, et jusque dans les parties génitales des petites filles, causant aux enfants des démangeaisons parfois intolérables, et parfois aussi des douleurs assez vives pour arracher des cris aux pauvres bébés.

On conçoit que l'insomnie, l'excitation et la surexcitation occasionnées par les démangeaisons et les grattages, puissent, dans une certaine mesure, et à la longue, avoir une certaine répercussion sur la santé des enfants : les yeux clairs et cernés, la peau grisâtre, la mine abattue et fatiguée constituent un facies particulier qui peut très bien attirer l'attention.

On surveillera les matières et on cherchera le soir, au pourtour de l'anus : on rencontrera souvent les oxyures en quantités considérables.

Il faut tâcher d'en débarrasser les enfants, qui en souffrent plus que des lombrics, et pour cela, il faut les attaquer par les deux bouts ; on donnera le même vermifuge que pour les lombrics, et de plus, on tâchera de les détruire par l'anus. Je fais prendre chaque soir un lavement d'eau sucrée, et après que le lavement a été rendu, je recommande d'introduire dans l'anus, gros comme une petite noisette d'onguent napolitain.

En deux ou trois jours les oxyures ont disparu ; mais pour

s'en débarrasser définitivement, il faut reprendre le traitement tous les dix jours environ, pendant plusieurs semaines.

Le ténia est beaucoup plus rare chez l'enfant : sauf en Algérie et en Tunisie, où on l'observe assez fréquemment.

La présence du ténia chez l'enfant détermine les mêmes symptômes que chez l'adulte ; on s'en aperçoit surtout lorsque l'enfant rend des cucurbitains (ce sont des morceaux du ténia ressemblant à des parcelles de nouilles cuites), soit en allant à la selle, soit même en dehors des garde-robes.

Dès qu'on a constaté l'existence de ces cucurbitains, il faut donner à l'enfant, le ténifuge par excellence, c'est-à-dire, la racine de grenadier fraîche ou sa substance active, la pelletiérine. L'emploi de ce médicament doit être particulièrement surveillé chez l'enfant, car il a été accusé de produire des accidents.

Les kystes hydatiques, qu'ils siègent dans le foie ou ailleurs, sont déterminés par un ténia différent, qui vit chez le chien : je n'en parle que pour appeler l'attention des mamans, sur le danger qu'il peut y avoir à laisser les enfants frayer trop intimement avec le toutou.

En dehors de multiples inconvénients, sur lesquels je n'ai pas besoin d'insister, la crainte de voir se développer des kystes hydatiques suffit pour ne pas autoriser une amitié trop démonstrative.

Je ne saurais trop attirer l'attention des mamans, dans un chapitre sur le parasitisme, sur les véritables dangers qui peuvent résulter de la cohabitation avec différents animaux.

En dehors des parasites peu nuisibles, à la vérité, mais toujours peu ragoûtants, tels que les puces, les acares (parasite de la gale), les poux, la teigne, que peuvent nous octroyer nos commensaux habituels, toutous et minets, il faut bien savoir qu'ils peuvent nous donner la tuberculose : sans compter la rage, dont on relève chaque année quelques cas contractés dans ces conditions.

Dans bien des familles, et la gentillesse de ces animaux explique et excuse cette mauvaise habitude, on retrouve des oiseaux, en cage, en volière, parfois dans des appartements très restreints : il est nécessaire de dire que ces oiseaux peuvent donner la diphtérie ; et certains d'entre eux, comme les perroquets et surtout les perruches, une maladie très voisine de la tuberculose, nommée l'aspergillose et une sorte de pneumonie infectieuse d'essence particulière.

Que si l'on ne peut se séparer de ces petits êtres vraiment charmants, il faut leur réserver leur place au jardin ou dans une pièce particulière ; s'astreindre à surveiller leur hygiène et leur santé, et sacrifier et brûler sans pitié tout individu dont la santé n'est pas irréprochable.

Si j'hésite un peu à édicter des lois draconiennes à l'encontre des chiens, des chats et des oiseaux, qui s'imposent à notre sympathie par beaucoup de raisons valables, je recommande une guerre sans trêve aux souris et aux rats. Ces horribles bêtes, en dehors de leurs méfaits bien connus, sont les véhicules de la peste et d'une septicimée spéciale qui pourrait bien être contagieuse pour l'homme.

Il n'est pas jusqu'aux mouches dont il faille se méfier : on les considère actuellement comme des transmetteuses d'une foule de maladies ; à commencer par le charbon, pour finir par le choléra, en passant par la tuberculose !

Je n'aurais certes pas mentionné dans ce chapitre les parasites tels que les poux et la gale, si je n'avais constaté que dans les familles les plus scrupuleuses, au point de vue de la propreté, ces parasites avaient pu se rencontrer chez les enfants, soit que ceux-ci aient été contaminés en classe, soit qu'ils l'aient été par des domestiques.

Il me suffira d'avoir signalé la possibilité du fait, pour que les mamans, par une vigilance de tous les instants, en puissent préserver leurs enfants.

Les habitudes de propreté font qu'en tous cas, ce parasitisme est incapable de produire les accidents qu'on observe dans les classes moins soigneuses, et dans certaines campagnes arriérées, où l'on considère encore les poux comme un signe de santé et un préservatif contre toutes les maladies.

Si par hasard, un enfant contractait des poux (ce sont surtout les poux de tête qu'il est parfois difficile de déloger; un bain et le changement de linge suffisent pour les poux de corps), il faudrait user quotidiennement du peigne fin, et lotionner la tête avec la liqueur de Van Swieten pure, tiédie au bain-marie. Ce traitement est insuffisant pour détruire les œufs (lentes) qui sont solidement attachés aux cheveux. Pour les détacher plus facilement, je recommande les lotions au vinaigre chaud, ou avec une solution d'acide acétique, qui dissolvent la partie qui sert d'attache à la lente.

Pour la gale, qui ne présente de complications que chez les enfants qu'on ne soigne pas, il suffira de les frotter avec la pommade soufrée, s'ils sont déjà grandelets, et s'ils sont trop jeunes, avec le styrax, soit pur, soit additionné d'huile d'amandes douces.

J'ai publié cette année (1) un travail sur un parasitisme

(1) P. Mantel : *Des accidents occasionnés chez l'homme par certaines espèces d'hirudinées,* 1905. — Chez Zech et Fils, Braine-le-Comte.

peu connu, et peu fréquent, au moins dans la plus grande partie du territoire français; plus commun en Espagne, et dans nos colonies méditerranéennes; il s'agit d'une sorte de sangsue, voisine de la sangsue qu'on emploie en médecine.

J'ai cité le cas d'enfants qui avaient avalé de ces petites sangsues, en buvant l'eau de certains cours d'eau, et qui avaient failli en être victimes; j'ai même rapporté un cas personnel d'extraction d'un de ces parasites adultes qu'un de mes amis avait malencontreusement avalé au cours d'un voyage en Tunisie.

CHAPITRE XIV

LES MÉDICAMENTS ET LES MÉDICATIONS

Objets et instruments utiles à posséder. — Analyse des urines. — Les vomitifs. — Les purgatifs. — Les médicaments antifébriles. — Les calmants. — Manière d'administrer les médicaments. — Quelques mots de chirurgie infantile.

Il est un certain nombre d'objets et de médicaments qu'il est utile d'avoir sous la main, et toute maman sera bien aise de savoir comment elle doit organiser sa petite pharmacie de famille.

J'ai consacré tout un chapitre de ce livre à démontrer l'utilité d'un thermomètre médical ; je ne crois pas devoir y revenir : un thermomètre d'appartement, un autre pour le bain seront utilement consultés.

Dans une armoire spéciale, ou dans un coffret réservé à cet usage, on pourra avoir en réserve, la série d'objets que je vais énumérer en en indiquant l'emploi :

1° « *Une ou deux pinces à forcipressure* ». — Ces pinces servent à bien des usages : leur destination véritable est, entre les mains du chirurgien, d'être placées sur une artère qui a été divisée au cours d'une opération, en attendant qu'on puisse, à l'aide d'un fil, placer sur cette artère une ligature qui arrête définitivement l'hémorragie. Il sera bien exceptionnel qu'on soit amené à s'en servir sous cette forme, néanmoins, cela peut arriver.

Que d'enfants passent la main dans un carreau et peuvent se blesser les artères du poignet; d'autres, en tombant sur la tête, peuvent aussi se sectionner une artériole, sans compter les autres régions et les autres circonstances.

Chaque fois qu'à la suite d'une plaie, on verra un jet de sang rouge s'échapper en saccades, il sera utile, si la compression n'arrête pas cet écoulement sanguin, de pincer le point qui saigne avec la pince à forcipressure, et de l'y laisser jusqu'à l'arrivée du médecin.

En dehors de ces cas, la pince pourra servir, à l'aide de petits tampons d'ouate, à badigeonner la gorge, à nettoyer l'oreille, le nez; au besoin à enlever un corps étranger non encore profondément engagé.

2° « *Une paire de ciseaux de chirurgien* ». — Ces ciseaux seront employés à l'exclusion de tous autres, pour préparer des pièces de pansement, pour toutes les menues interventions sur la peau; on sera certain de leur propreté.

3° « *Quelques aiguilles d'acier neuves* », avec lesquelles on pourra au besoin faire un point de suture, en employant précisément l'une des pinces à forcipressure pour enfoncer l'aiguille dans les lèvres de la plaie.

4° « *Deux seringues en verre à bout arrondi* ». — On les choisira marchant bien. L'une sera réservée aux lavements médicamenteux ainsi que je le dirai tout à l'heure; l'autre sera réservée pour faire des lavages des oreilles, du nez, etc., et aussi pour irriguer les plaies.

5° « *Des pinceaux de taille, et de forme différentes* » pour les applications d'iode, pour les nettoyages des yeux, de la gorge. Bien entendu les petits tampons d'ouate au bout de la pince seront préférés pour la gorge; en tous cas, les pinceaux seront nettoyés et désinfectés chaque fois qu'on s'en sera servi.

6° « *Une seringue de Pravaz* ». — Ce petit instrument est d'une utilité très grande, et peut rendre une quantité de services, en dehors de sa destination particulière, qui est de pouvoir injecter sous la peau des solutions médicamenteuses. A cet égard, il faut bien se souvenir que dans certains cas urgents, on peut, avec l'aide de cette seringue, parer à certains accidents graves et subits. Les injections d'éther, de caféine, d'huile camphrée peuvent parfois soutenir un enfant jusqu'à l'arrivée du médecin. Dans certains cas, où l'enfant se refuse à absorber un médicament, dans d'autres, où vomissements et diarrhée empêchent toute médication par ces voies, on n'a d'autre ressource que d'injecter les médicaments sous la peau.

Le corps de la seringue exactement calibré représente un centimètre cube et peut par conséquent, avec son piston divisé en vingt parties, permettre de préparer certaines solutions actives.

La seringue peut faire office de pompe aspirante et peut vider, évacuer certains liquides.

Il n'est pas jusqu'à l'aiguille creuse et le fil d'argent contenu dans l'appareil qui n'aient été ingénieusement utilisés pour pratiquer un point de suture.

Enfin, à défaut de seringue de Roux, on pourrait, à la rigueur, en remplissant la seringue de Pravaz, un nombre de fois suffisant, faire avec son aide, une injection de sérum antidiphtérique.

7° Une grande cuiller à potage comme abaisse-langue;

une autre pour faire réflecteur, ainsi que je l'ai indiqué en parlant des maux de gorge; une cuiller à café; des compte-gouttes; un ou deux verres ou flacons gradués compléteront utilement l'arsenal instrumental proprement dit.

Il sera également utile d'avoir sous la main, tout ce qui est nécessaire pour pratiquer une analyse d'urines sommaire.

Dans bien des cas, le médecin sera heureux de pouvoir s'assurer immédiatement que l'urine de son petit malade ne contient ni sucre, ni albumine ; enfin dans certaines maladies, il est utile de surveiller les urines à ce double point de vue, et la maman pourra très vite apprendre à procéder aux examens nécessaires.

Comme objets indispensables, il faudra une « *lampe à alcool* ». Cette lampe aura du reste de multiples usages ; deux ou trois « *tubes à essai,* » en verre ; ce sont de petites éprouvettes dans lesquelles, on verse l'urine pour la faire chauffer ; un flacon contenant quelques grammes « *d'acide nitrique* » et un autre plus grand contenant de la « *liqueur de Fehling* ».

Pour faire une analyse d'urine, voici comment on procède :

1° Si l'on veut rechercher la présence de l'albumine, on remplit le 1/3 inférieur d'un tube à essai, avec de l'urine fraîchement émise ; on présente le tube à la flamme de la lampe : s'il existe de l'albumine, on voit le point chauffé, devenir de plus en plus blanc, et dans les cas, où cette substance se trouve en grande quantité dans l'urine, toute celle-ci peut se prendre en un véritable caillot ressemblant à du blanc d'œuf cuit.

Il est juste d'ajouter que ces cas sont rares ; une quantité moyenne d'albumine donne lieu à un précipité opalescent, qui tranche avec le reste de l'urine non soumise à la chaleur.

Il faut savoir que la présence en abondance dans l'urine, de sels, tels que les urates, carbonates, phosphates, etc., peut donner lieu à ce précipité sous l'influence de la chaleur; il suffira d'ajouter quelques gouttes d'acide nitrique (pas trop, car cet acide en trop grande abondance redissoudrait l'albumine); immédiatement, si le précipité est dû aux sels, il disparaît sous l'influence de l'acide nitrique, et l'on voit l'urine redevenir claire et se parsemer de bulles de gaz (acide carbonique provenant de la transformation des carbonates).

S'il s'agit bien d'albumine, que la chaleur a commencé à coaguler, l'acide nitrique ne fera qu'augmenter la coagulation et confirmer la présence de ce produit.

2° Pour rechercher le sucre, on se sert de l'autre bouteille, contenant la liqueur de Fehling : cette liqueur est d'un bleu magnifique ; on en fait bouillir dans le fond du tube à essai, quelques centimètres cubes, pour s'assurer qu'elle est en bon état, et qu'elle reste bien bleue. Si l'épreuve est satisfaisante, on ajoute à peu près la même quantité de l'urine à examiner, et on fait chauffer et bouillir le mélange. S'il y a du sucre, la liqueur bleue se décompose, et donne lieu à un précipité jaune orangé, rougeâtre, qui tranche admirablement, et qui sera d'autant plus abondant que le sucre sera lui-même plus abondant dans l'urine.

Ces procédés d'examen suffisent pour les cas bien marqués. Dans le doute, il ne faudrait pas hésiter à envoyer l'urine à un chimiste, et à en faire faire un examen complet.

Ces examens sont très utiles : il faudra en conserver le résultat, et l'inscrire au « *Carnet individuel* ».

Pour ces analyses complètes, il est indispensable de

savoir quelle quantité d'urine, l'enfant a rendue dans les 24 heures : pour cela, on tâche de recueillir toutes les urines : on les mesure et on a soin de l'indiquer au chimiste auquel on confiera l'analyse.

Voyons maintenant à énumérer les objets de pansements proprement dits : de l'ouate hydrophile, et de l'ouate ordinaire, 250 gr. de chaque, trouveront toujours à être utilisées; des bandes de toile, larges de quatre doigts, longues de trois à quatre mètres; de la tarlatane, dans laquelle, on pourra découper également des bandes; de quoi faire des compresses, et les pièces nécessaires pour confectionner des cataplasmes. Quelques mètres de crêpe Velpeau seront utilement joints à cette provision, ainsi que des bandes de flanelle. Il est nécessaire également d'avoir de grands carrés de taffetas chiffon pour envelopper les membres inférieurs.

Comme solutions médicamenteuses, il faudra avoir à sa disposition : de l'eau blanche, de l'acool camphré, de l'acool pur qui permettra de flamber les instruments et les récipients; de l'eau boriquée, ou de quoi en faire.

L'eau boriquée est le véritable antiseptique pour les enfants : elle répond à tous les besoins.

Elle est de plus, très commode à fabriquer : 40 grammes dans un litre d'eau bouillie donnent une solution saturée qu'on peut employer telle que.

Je ne conseille pas l'eau phéniquée chez les enfants : ils la supportent mal.

Pour les cas où l'eau boriquée ne serait pas suffisante, on pourrait utiliser la Liqueur de Van Swieten.

Cette liqueur est une solution de 1 gr. de bichlorure de mercure pour 100 gr. d'alcool pur et 900 gr. d'eau. On peut la faire soi-même, mais je conseille dans ce cas, de la colorer en bleu (avec un peu d'indigo) et de ne pas laisser traîner les paquets de bichlorure : cette négligence a causé des catastrophes.

Un flacon de teinture d'iode est indispensable : néanmoins, il faut être très prudent dans son application : la peau des enfants est très délicate et la teinture d'iode détermine rapidement des plaies : il faut n'employer jamais de la vieille teinture d'iode qui devient terriblement caustique en perdant son alcool par évaporation. Si l'enfant souffrait par trop, après une application de teinture d'iode, le meilleur moyen serait de laver l'endroit avec l'alcool pur qui dissoudra l'iode, et d'appliquer en ce point, soit de l'amidon, de la fécule, ou de la pomme de terre rapée : il se forme un iodure d'amidon qui n'est pas caustique.

Un peu de collodion iodoformé complétera la provision et trouvera son emploi pour réunir certaines plaies.

J'arrive maintenant aux médicaments proprement dits, qu'il sera également utile d'avoir toujours sous la main :

« *Comme vomitif* », pour les tout petits, il faut employer le sirop d'ipéca, qu'on donne par cuillerées à café, de cinq en cinq minutes, jusqu'à effet vomitif, en faisant absorber dans l'intervalle, soit un peu d'eau bouillie tiède, soit un peu de tilleul tiède, léger.

Avant de donner le sirop d'ipéca, il faut s'assurer qu'il n'est pas fermenté.

Aux plus grands, on pourra encore donner ce sirop, mais il sera nécessaire d'y ajouter quelques centigrammes de poudre d'ipéca : 20, 30, 50 centigrammes suivant l'âge.

« *Comme purgatifs* », l'huile de ricin est le véritable purgatif du petit enfant, qui le prend en général sans répugnance. On arrive à la faire accepter des plus grands, en la mélangeant au café, au bouillon chaud, au lait, au citron, ou à l'orange.

J'ai une grande confiance dans le calomel à la vapeur, et je l'emploie constamment sans jamais avoir constaté d'accident.

Je recommande, sans y croire beaucoup, de ne donner ni sels, ni acides après le calomel. J'estime que les accidents attribués au calomel, sont dus soit à une dose exagérée, soit à l'impureté du produit qui contient du bichlorure.

Le calomel doit être donné à très petites doses : 5 centigrammes par année d'âge sont beaucoup plus que suffisants et je ne dépasse presque jamais 15 centigr. qui suffisent même à un adulte. Je préfère répéter la dose deux ou trois jours de suite.

Ce purgatif est toujours accepté par tous les enfants : il peut être donné dans du sucre en poudre, la cassonade, le miel, ou dans une praline de chocolat.

Lorsque les purgatifs salins sont indiqués, voici un procédé qui me réussit près des enfants les plus difficiles :

Dix, quinze ou vingt grammes de sulfate de soude sont mis le soir dans une très petite quantité d'eau, juste ce qui est nécessaire pour dissoudre le sel. Au moment de le faire absorber, je verse dans le fond d'un grand verre, la solution obtenue, j'y ajoute une bonne dose de sirop de groseilles, et avec un siphon d'Eau de Seltz, j'emplis le verre au tiers; en profitant de la mousse, le purgatif s'absorbe sans répugnance.

Comme « *antifébriles* », j'emploie de préférence à tout autre, l'antipyrine. On a dit beaucoup de mal de ce médicament : on hésite à l'employer sous prétexte qu'il ferme le rein. En admettant qu'on hésite à y recourir chez l'adulte et le vieillard, je crois qu'il n'y a aucun risque à courir chez l'enfant, dont les reins fonctionnent en général fort bien. Si l'antipyrine ferme le rein, elle ouvre la peau, et la compensation est largement suffisante.

Dès que le thermomètre atteint et dépasse 38°5 chez l'enfant, je prescris l'antipyrine à bonne dose : on obtient un meilleur résultat en donnant d'emblée 50 centig. ou 1 gramme, et je n'hésite pas à y recourir chaque fois que le thermomètre indique une nouvelle ascension.

L'action de l'antipyrine est rapide : en une demi-heure, une heure, l'effet se produit et l'abaissement varie de 1/2 à 1 degré.

Cette influence ne dure guère plus que quatre à cinq heures, parfois moins ; il n'y a qu'à recommencer.

J'affirme qu'il n'est pas indifférent de permettre à un enfant de faire sa courbe thermique entre 38 et 39° au lieu de la voir évoluer entre 39 et 40°.

Ce médicament peut s'absorber par la bouche, ou en lavement : c'est souvent cette voie que j'emploie, et je l'introduis dissoute dans très peu d'eau, soit avec la petite poire en caoutchouc, soit avec la seringue en verre ; on peut aussi la prescrire en suppositoire.

Les sels de quinine agissent également très bien chez l'enfant, et sont très bien supportés. Leur amertume est un obstacle : on ne peut guère les prescrire qu'en suppositoire ou en lavement ; malheureusement ils sont peu solubles, et sont plus ou moins caustiques.

Le Dr Comby prescrit deux sels de quinine qui n'auraient pas de goût et donneraient d'excellents résultats.

Enfin comme « *médicaments calmants* » de la toux, de l'insomnie, de l'agitation, j'emploie volontiers l'opium sous les formes suivantes : le laudanum de Sydenham, qui à la dose d'une goutte et plus, donne de bons résultats contre les douleurs intestinales, la diarrhée. Comme tous les opiacés, le laudanum doit être donné à petites doses, qu'on répétera au besoin. On a dit avec raison que l'antidote de l'opium était la douleur : en procédant par doses fractionnées, en s'arrêtant si les symptômes douloureux s'arrêtent, il n'y a guère de danger d'intoxication. Dans certains cas d'appendicite, on a pu donner à des enfants des doses très élevées d'opium, même sous forme de morphine.

Contre la toux, certaines préparations opiacées sont indiquées ; néanmoins, ainsi que nous l'avons vu, il faut en être sobre, car la toux est indispensable aux enfants pour se débarrasser des sécrétions bronchiques qui les asphyxieraient, si elles n'étaient pas expulsées. L'association de l'opium et de la belladone est très indiquée pour calmer la toux.

J'emploie de préférence les deux préparations suivantes :

Chez les enfants déjà grandelets, la poudre de Dower, qui est une excellente préparation; et le sirop composé suivant, qui m'a donné d'excellents résultats :

Sirop de codéine ;
Sirop de belladone ;
Sirop de digitale ;
Alcoolature de racines d'aconit ;
Eau de laurier-cerise ;
Eau de fleurs d'orangers ;
Sirop de tolu

que je donne par cuillerées à café, à entremets ou à bouche, suivant l'âge.

Les enfants n'acceptent pas toujours les médicaments, et il faut s'ingénier à les traiter malgré eux : parfois du reste, en dépit de leur bonne volonté, les vomissements ne permettent pas d'employer la voie haute. D'autres fois la diarrhée ne permet pas d'employer les suppositoires ou les lavements.

Chez certains enfants, on arrive à faire absorber les médicaments liquides en ayant recours à l'artifice suivant : à l'aide d'une cuiller à café, on verse dans l'une des narines, soit la potion, soit le sirop prescrit. Ce procédé m'a rendu service dans plusieurs cas.

Les médicaments peuvent être absorbés de plusieurs manières :

1° « *Par la bouche* », c'est le moyen le plus habituellement employé. Nous venons de voir qu'il n'était pas toujours possible d'y avoir recours, soit parce que l'enfant est récalcitrant, soit parce que le médicament est véritablement trop désagréable, soit surtout en cas de vomissements.

2° « *Par la voie rectale* » : sous forme de lavements médicamenteux : dans ce cas il faut avoir soin de vider préalablement l'intestin avec un lavement ordinaire, et deux heures après donner le lavement médicamenteux.

En général, pour que l'enfant puisse le garder, il sera bon de le donner peu copieux : 50, 60, 100 gr. au plus, et d'y ajouter une ou deux gouttes de laudanum pour faciliter la conservation du remède.

En dehors des lavements médicamenteux, on peut aussi donner des lavements alimentaires : ceux-ci rendent de grands services, lorsqu'il est utile de laisser reposer l'estomac; on arrive à soutenir l'enfant avec deux ou trois lavements par vingt-quatre heures, composés par exemple de 100 gr. de lait, d'un ou deux jaunes d'œuf, d'une ou deux cuillerées à café de peptone, d'un peu de sel de cuisine et au besoin d'un peu de vin ou d'eau-de-vie.

Par la voie rectale, on peut administrer les médicaments

en suppositoires : dans 4 à 6 gr. de beurre de cacao, on incorpore le médicament. Au bout d'une demi-heure, une heure, le tout est fondu et absorbé : c'est une précieuse ressource.

3° « *Par la voie hypodermique* ». En cas de vomissements et de diarrhée, dans les cas urgents surtout, où l'on recherche une action prompte, on injecte sous la peau, à l'aide d'une seringue de Pravaz, les médicaments appropriés.

L'éther, l'huile camphrée, une solution de caféine, de quinine, d'un sel de mercure sont les médicaments le plus fréquemment introduits sous la peau.

Les sérums de toute sorte sont également injectés sous la peau, à l'aide d'appareils spéciaux nécessités par des doses plus importantes.

Les plus grands soins de propreté, tant au niveau de la région où se fera la piqûre, que des instruments et des mains des personnes qui doivent en faire l'injection ou aider à la faire, sont indispensables, pour éviter les accidents : abcès, phlegmons, érysipèle, etc., etc.

4° « *Par la voie cutanée* » : soit au moyen des bains médicamenteux, soit au moyen de frictions : c'est un moyen lent pour les bains, mais assez actif pour certains médicaments comme les pommades à base de mercure.

Il y a lieu, chez les enfants, de prendre les plus grandes précautions pour ne pas irriter la peau si délicate et si facilement irritable.

En attendant que j'aie pu donner aux mamans un livre analogue à celui-ci pour les affections chirurgicales des enfants, je crois leur être utile en leur donnant ici quelques indications sur la manière de soigner les plaies qui peuvent se produire chez leurs enfants.

Inconscients du danger, les enfants sont souvent exposés

aux blessures de tous genres résultant généralement de chutes.

La plupart du temps, grâce à l'élasticité de leur système osseux, tout se borne chez eux à des plaies contuses du crâne, qui se résument en une « *bosse* » plus ou moins considérable.

La plupart du temps, la seule conduite à tenir, quand il n'existe pas de solution de continuité, est, après avoir lotionné la contusion, d'appuyer légèrement avec un corps plat et résistant et d'appliquer « *in situ* » quelques compresses d'un liquide résolutif (eau blanche, alcool camphré étendu d'eau).

Les coups sur la tête, même les plus violents sont rarement suivis d'accidents sérieux, et à part quelques cas très rares d'hémorragies méningées, ou d'encéphalite traumatique, les jeunes enfants sortent indemnes de ces contusions du crâne.

Bien entendu, on ne manquera pas, en cas de méningite, d'accuser telle ou telle chute qu'aura faite l'enfant, même plusieurs années auparavant; mais à propos de toutes les maladies, on retrouve dans l'étiologie (c'est-à-dire dans l'étude des causes) les coups, les chutes.

Il en va de même pour la coxalgie : tous les parents qui ont un enfant coxalgique accusent invariablement une chute quelconque; c'est évidemment une erreur, on pourrait tout au plus admettre que chez un enfant prédisposé, un traumatisme important a pu hâter l'apparition de la maladie.

A propos de coxalgie, un conseil en passant : chez tout enfant qui sans raison suffisante se plaint plus ou moins brusquement d'une douleur dans un genou, ou dans une hanche, si surtout l'enfant semble boiter un peu, n'hésitez pas, étendez-le dans son lit « *immédiatement* » et laissez-le au repos horizontal jusqu'à ce que la boiterie et la douleur aient totalement disparu. Je suis convaincu que cette précaution, qui peut paraître exagérée, a rendu de grands services à plusieurs de mes petits clients et leur a peut-être évité cette terrible maladie.

Si au lieu d'une plaie contuse, il s'est produit une solution de continuité, il faut prendre des précautions plus minutieuses et se conduire chirurgicalement.

Ne vous laissez pas effrayer par l'écoulement sanguin : le sang produit toujours une certaine impression, et il n'en faut pas beaucoup dans une cuvette, pour faire croire à une hémorragie considérable.

Avant toute autre chose, « *lavez-vous les mains* » : et j'entends par là, un savonnage sérieux à l'eau chaude, en insistant sur les ongles qu'il faut brosser ferme et longtemps : souvenez-vous que la propreté ou l'asepsie est préférable à l'antisepsie.

Faites de même pour la plaie et pour son pourtour. Savonnez, brossez : si la plaie intéresse le cuir chevelu, insistez davantage encore et n'hésitez pas, si la plaie paraît de quelque importance, à sacrifier quelques boucles, dût ce sacrifice vous coûter un peu !

Pendant que vous serez occupé à vous laver soigneusement les mains, et à laver la région blessée, faites, si vous n'avez rien d'autre, bouillir dans de l'eau salée quelques compresses ou quelques mouchoirs de toile ; c'est avec cela, et avec cela seulement, que vous laverez, essuyerez et panserez votre petit blessé en attendant l'arrivée du médecin ; un peu d'ouate hydrophile et quelques tours de bande suffiront toujours.

Sauf en cas de section d'une artère importante, l'hémorragie s'arrêtera ou restera insignifiante sous un pansement compressif.

Evitez comme la peste, le perchlorure de fer que trop de personnes emploient couramment ; j'en dirai autant des taffetas, des papiers gommés, de tous les agglutinatifs, sans parler des fameuses toiles d'araignées que j'ai vu employer pour arrêter le sang.

Si l'accident est plus grave, si par exemple l'enfant a passé le bras dans un carreau (c'est un accident fréquent), et s'est coupé une artère du poignet ou de la main, pendant que vous faites comprimer par l'intermédiaire d'un linge très propre ou de coton hydrophile, lavez-vous les mains (c'est indispensable) et si vous possédez les pinces à forcipressure, flambez-les au-dessus d'une lampe à alcool, d'une flamme quelconque, ou faites-les bouillir, et tâchez de saisir avec la pince, le point d'où vous voyez gicler le sang. Si vous y parvenez, et avec un peu de sang-froid ce sera facile, vous avez tout le temps pour attendre l'arrivée du médecin. Si vous ne possédez pas les pinces, comprimez au niveau de la plaie, et faites-vous remplacer.

En tous cas, souvenez-vous que vous ne serez jamais trop propre ; il vaut mieux que votre petit blessé perde quelques grammes de sang en plus, que de risquer d'introduire dans la plaie l'érysipèle, le tétanos ou l'infection purulente !

CHAPITRE XV

CONSIDÉRATIONS GÉNÉRALES ET CONSEILS PRATIQUES

Principales maladies de l'enfance. — Rareté des maladies organiques du cœur, du foie et des reins. — Choix d'un médecin. — La visite médicale.

Les maladies du cœur, du foie et des reins sont assez rares chez les enfants, pour que je n'aie pas cru utile, dans un ouvrage comme celui-ci, qui n'est pas un traité des maladies de l'enfance, de leur réserver une étude spéciale. Sans doute ces maladies existent, et on les observe chez l'enfant, mais c'est surtout à titre de complication au cours d'autres affections.

On rencontrera la péricardite et l'endocardite, dans une attaque de rhumatisme articulaire aigu ; on trouvera la néphrite comme complication de la scarlatine ; les hépatites, la cirrhose sont plus rares encore. Seul l'ictère s'observe fréquemment chez les enfants, mais presque toujours l'inflammation des voies biliaires n'est qu'une propagation d'une infection intestinale ; elle n'offre d'ailleurs que peu de gravité chez l'enfant et cède rapidement au régime lacté, aux alcalins et aux grands lavements froids.

C'est du reste à l'intégrité presque constante de ces organes si importants que l'enfant doit sa merveilleuse résistance aux maladies.

L'énergie de son muscle cardiaque nous permet des résurrections véritables, au cours de certaines broncho-pneumonies ; les pneumonies, celles du sommet surtout, presque constamment fatales chez l'adulte et le vieillard, guérissent constamment chez l'enfant.

Le fonctionnement parfait du foie et des reins, ces deux émonctoires puissants, aide remarquablement les enfants à triompher des maladies infectieuses.

Il faut bien le dire, et le répéter, les maladies du cœur, des reins et du foie sont des maladies d'usure : elles sont dues à l'artériosclérose, cette rouille de la vie, qu'on ne retrouve pas chez l'enfant.

En somme, conçu par des parents bien portants et exempts de diathèses, le nouvel être peut et doit arriver à l'âge d'homme sans être malade.

C'est à cela que doivent tendre tous nos efforts à nous médecins ; c'est à cela que doivent nous aider toutes les mamans. Surveillé pendant la vie intra-utérine qu'on doit lui assurer dans son intégrité, aidé au moment de sa naissance, dont les accoucheurs doivent écarter les dangers, l'enfant arrive dans la vie, merveilleusement armé pour la lutte.

Les premiers dangers qu'il va rencontrer, vont lui venir de l'alimentation : ce sont, pendant toute sa période d'accroissement, les maladies du tube digestif qui seront les plus fréquentes et parfois aussi les plus graves ; c'est incontestablement à l'athrepsie, au choléra infantile, qu'ont jusqu'ici succombé le plus d'enfants. Grâce aux gouttes de lait, aux consultations de nourrissons, à cette notion surtout qu'il faut à l'enfant le lait de sa mère, on a sauvé des milliers d'existences.

Ces précautions d'hygiène alimentaire doivent rester la constante préoccupation du médecin et de la maman ; car c'est là, la porte d'entrée de la plupart des maladies : c'est par l'alimentation qu'on fait sa diathèse, qu'on devient anthritique, herpétique, etc.

On peut dire sans exagération, que neuf fois sur dix, quand un jeune enfant est malade, il s'agit d'une maladie du tube digestif.

Dès que l'enfant a grandi un peu, que son estomac et ses intestins se sont adaptés au genre d'alimentation qui leur convient, on trouve alors que les affections des voies respiratoires s'observent plus fréquemment. Moins étroitement surveillé à ce point de vue, l'enfant, en raison de son petit volume, se refroidit facilement; les maux de gorge, les rhumes, les bronchites sont fréquemment observés.

Enfin, le moment vient où l'enfant va en classe, ou se mêle plus intimement à ses semblables; il est alors sujet à contracter les maladies contagieuses et épidémiques.

Mais combien a-t-on réalisé de progrès dans ce sens ! La variole n'existe plus qu'à l'état d'exception; la diphtérie n'inspire plus les craintes de jadis. L'hygiène privée, l'hygiène scolaire, l'hygiène publique ont fait de tels progrès qu'il n'est pas insensé de prévoir qu'à une époque assez rapprochée, les maladies contagieuses n'existeront plus qu'à l'état d'exception.

Maladies du tube digestif, affections des voies respiratoires, maladies épidémiques et contagieuses, telles sont les maladies que nous rencontrons le plus fréquemment chez l'enfant. Toutes les autres peuvent être considérées, ainsi que je l'écrivais au début de ce chapitre, comme des complications des précédentes.

Je crois que ce que j'en ai dit, suffira pour attirer l'attention des mamans et leur prouver qu'en limitant leurs efforts à ces seules maladies, elles peuvent arriver à détourner de leurs enfants toutes les autres, et permettre à ceux-ci d'arriver à l'âge d'homme, c'est-à-dire d'aborder la lutte pour la vie, avec des organes neufs, indemnes de déchéances, et par conséquent dans les meilleures conditions possibles pour rendre à la collectivité, en force productrice, en activité offensive et défensive, tout ce que cette collectivité a fait pour eux, en les protégeant dès avant leur naissance contre la maladie et contre la souffrance.

Je veux terminer ce livre par quelques conseils aux mamans sur la façon dont elles doivent se comporter avec leur médecin et se préparer, elles et leurs enfants, à la visite médicale.

A l'aide des renseignements qu'elles ont pu puiser dans ce petit livre, voici les mamans averties, et mises dans la possibilité de s'assurer que leur enfant est malade, qu'il a de la fièvre, et que l'association de certains symptômes importants peut faire craindre l'apparition d'une maladie.

La première chose à faire est de faire demander LEUR médecin.

Je dis intentionnellement « *leur* » médecin, car il est de toute nécessité d'avoir « *son* » médecin « *à soi* ». Pour bien des gens, hélas! un médecin est un médecin, et le premier venu est aussi qualifié qu'un autre.

Les temps ont changé, et sans vouloir faire revivre des mœurs qui ont disparu, il est évident qu'il y a parfois lieu de regretter le changement.

Autrefois le médecin d'une famille était pour ainsi dire de la maison : c'était l'ami, le confident, auquel rien n'échappait; et on le consultait aussi bien pour l'urgence d'un voyage, un changement de domicile, un mariage, que pour une maladie.

Entre ce rôle, qui n'est plus de notre temps, et celui de médecin de passage, il y a évidemment place pour une situation plus digne pour le médecin et plus avantageuse pour le malade.

C'est à la spécialisation à outrance, qu'il faut attribuer en grande partie, cette transformation. On a maintenant un médecin, un chirurgien, un dentiste, un spécialiste pour le nez, pour les yeux, un accoucheur. Il est incontestable que dans bien des cas, ces spécialistes sont indispensables et seront appelés par le médecin habituel.

Il faut donc choisir son médecin, et autant que possible ne pas attendre une maladie, pour faire ce choix plus ou moins hâtivement. Je ne veux pas et pour cause, donner de conseil pour guider les mamans dans le choix de leur médecin. Il est évident que la science affirmée et confirmée par les titres, les concours, les travaux scientifiques est et doit être d'un grand poids dans le choix d'un médecin ; mais la première chose à considérer dans ce choix, c'est la confiance qu'on a, ou qu'on peut avoir en lui. A mérite égal, il est évident, tout au moins pour les cas ordinaires, que le meilleur médecin sera celui dans lequel on aura le plus de confiance.

Vous avez donc fait choix de « *votre* » médecin ; n'hésitez pas, chaque fois que l'occasion s'en présentera, à le mettre en contact avec vos enfants, quand ceux-ci sont en bonne santé ; faites-le connaître d'eux, et pour peu qu'il sache s'y prendre, qu'il aime les enfants, il ne tardera pas à gagner leur confiance, à devenir leur ami, et quand il faudra qu'il les soigne, il obtiendra d'eux tout ce qu'il voudra. Ayez soin surtout de ne pas faire de votre médecin un croque-mitaine, comme je l'ai vu faire dans certaines familles, où chaque fois qu'un enfant est récalcitrant, on le menace du bistouri du Docteur. Le résultat est invariable : quand le bébé est malade et qu'on le met en présence du Docteur, il se figure voir le diable en personne, et pousse des hurlements de brûlé jusqu'au départ du malheureux, qui, malgré toute sa patience, n'a pu obtenir le moindre examen utile.

On a beaucoup parlé, et on parle encore de la déontologie, sorte de code conventionnel qui détermine les devoirs des médecins, non seulement les uns envers les autres, mais aussi envers leurs clients. Je ne vois nulle part qu'il soit question des devoirs des clients envers le médecin ; ils en ont cependant et je n'hésite pas à leur en exposer quelques-uns, non pas, comme on pourrait le croire, dans l'intérêt du médecin, mais bien dans celui de ses malades.

Par définition, par profession, le médecin est un homme bien souvent fatigué, surmené, au moins à certaines époques de l'année, par les devoirs d'une profession pénible qui exige de lui de longues courses, et des nuits parfois écourtées. Pensez-y et, dans votre intérêt, ménagez la santé de votre médecin.

Sauf cas urgent, ne réclamez pas sa visite immédiate ; songez que bien souvent vous n'êtes pas seul à réclamer cette visite d'urgence, et comme le médecin n'a malheureusement pas le don d'ubiquité, il lui est impossible d'être, à la même heure, aux quatre points cardinaux d'une localité.

Prenez l'habitude de le prévenir par un mot, dans lequel

vous le mettrez sommairement au courant des raisons principales qui vous font réclamer sa visite : tâchez, si c'est possible, de lui faire parvenir votre requête avant sa première sortie soit du matin, soit de l'après-midi. Il se peut que les hasards de sa tournée le fassent passer devant chez vous, parfois plusieurs fois, et vous comprenez sa déconvenue, lorsqu'en rentrant fatigué et affamé, il constate qu'il aurait pu vous voir dès le matin et qu'il lui faut à nouveau courir à l'autre bout de la ville avant de prendre un déjeûner bien gagné : un peu de prévoyance vous eût évité à vous, un retard, à lui, un dérangement.

Veillez aussi à ne pas réclamer votre médecin toujours d'urgence : il s'habituera à penser que vous vous inquiétez à tort, et le jour où véritablement sa visite serait urgente, il pourrait ne pas accourir aussi vite qu'il le faudrait. Ce que je dis pour les visites de la journée, s'applique avec bien plus d'évidence encore aux visites de nuit.

La maman a donc demandé « *son* » médecin. En attendant sa venue, elle fera sagement de chercher à se souvenir des circonstances qui ont précédé, ou accompagné le début de la maladie de son bébé ; de rechercher ce qu'il a pu ingérer d'indigeste ; s'il a été constipé ces temps derniers ; si au contraire il a eu de la diarrhée ; si l'état général était tout à fait bon avant le début de cette nouvelle indisposition ; si au contraire l'enfant traînait déjà ; quelles ont été ses indispositions antérieures. Bref elle fera une sorte d'examen de conscience ; tâchera, si c'est une des premières visites du médecin, de se rappeler les faits marquants de sa vie, de celle de son mari, des grands-parents ; au besoin, si elle n'a pas confiance en sa mémoire, elle écrira tous ces renseignements ; si elle dispose du « *Carnet sanitaire* » annexé à ce livre, la tâche sera déjà bien facilitée.

Elle écrira également tout ce qu'elle a à demander au médecin.

Il faut bien se rendre compte, surtout si la maladie est grave, qu'au moment de l'arrivée du médecin, tout sera oublié.

Que de temps gagné pour tout le monde, si cet interrogatoire avait été prémédité et inscrit.

Pour l'examen de votre enfant, autant que possible, roulez le lit ou le berceau dans la pièce près de la fenêtre, ou au moins, à un jour favorable; tâchez que linge, literie, tout soit, dans la mesure du possible, d'une propreté absolue.

Si l'enfant a été à la selle, gardez les garde-robes; le médecin demandera certainement à les voir, car elles peuvent lui fournir des renseignements utiles : même chose pour les urines. A ce propos, ayez chez vous ce qu'il faut pour faire cette analyse tout de suite.

Il sera également utile de garder les vomissements (ceux-ci, avec les selles, chez les enfants, permettront seuls de juger des crachats que les petits avalent toujours), les linges tachés de sang, de pus, en un mot tout ce qui est susceptible d'intéresser le médecin, et de lui faciliter sa tâche.

Ayez toujours une serviette ou un mouchoir fins et propres pour l'auscultation.

Une bougie et deux grandes cuillers à potage pour l'examen de la gorge.

Enfin, n'oubliez pas la cuvette, le savon, la serviette pour les mains, qu'il est poli de présenter au médecin après l'examen, et prudent avant.

Bien entendu, vous aurez pris la température, et inscrit le résultat sur les feuilles *ad hoc;* présentez votre thermomètre au médecin.

Disposez tout ce qui lui est nécessaire pour écrire son ordonnance aussi tranquillement, aussi confortablement que possible.

S'il ne vous donne par écrit des instructions détaillées, demandez-les-lui : soyez certaine, sans cette précaution, que vous en oublierez la moitié ; vous aurez compris une chose, votre entourage autre chose : le juge de paix sera l'ordonnance du médecin que vous aurez soin de conserver au dossier sanitaire.

N'adressez jamais la parole au médecin pendant qu'il rédige son ordonnance ; vous risqueriez de lui faire commettre une erreur de chiffre : je vous en parle par expérience personnelle.

Toutes ces remarques, tous ces conseils paraîtront peut-être bien mesquins et bien méticuleux : vous pouvez m'en croire, ces vétilles ont une importance qu'on ne leur soupçonne pas.

Arrangez-vous pour que, content de votre médecin, il soit à son tour content de vous. Le plus sûr moyen d'être bien soigné, c'est encore de s'arranger pour que le médecin aille volontiers chez vous. Tout le monde y trouve son compte et surtout l'intéressé, c'est-à-dire votre bébé malade.

CHAPITRE XVI

LE CARNET SANITAIRE INDIVIDUEL

But du « Carnet sanitaire » : Particularités concernant l'enfant. — Etat civil. — Vie intra-utérine. — La naissance. — Le poids. — La taille. — La dentition. — La marche. — La parole. — La puberté. — Les maladies.

En créant la Puériculture, ou tout au moins en donnant à cette science sa véritable définition, le Professeur Pinard nous a, d'un geste fécond, indiqué la voie que tous nous devions suivre pour doter notre pays d'une race solide et vigoureuse, la conserver, et l'améliorer sans cesse, au physique et au moral.

Pour atteindre ce triple but, il faut absolument assurer au fœtus la durée intégrale de la vie intra-utérine, et à l'enfant l'alimentation par le sein de sa mère, chaque fois que cela sera possible. Il faut enfin enseigner à tous ce qu'il faut faire pour préserver cet enfant de tous les accidents qui le menacent, et dont le plus grand nombre pourrait être évité par la simple application de certaines règles d'hygiène.

Ainsi que je l'ai écrit dans la Préface du « *Carnet sanitaire individuel* », lorsque j'ai voulu rechercher quelles pouvaient être les conditions favorables ou défavorables à la santé de l'enfant dans le sein de sa mère, quel pouvait être le sort des enfants nés prématurément, quelle était l'influence de l'alimentation sur l'accroissement et la santé de l'enfant, je me suis, dès le début, heurté à l'insuffisance des documents et des statistiques.

En dehors des travaux remarquables de quelques-uns de nos Maîtres, en dehors des statistiques bien faites émanant de Maternités de grandes villes, on ne possède aucun renseignement précis sur la majorité de ces faits.

J'ai pensé qu'il existait là une lacune à combler et que le meilleur moyen de réunir des documents assez nombreux pour faire loi, c'était d'intéresser à l'œuvre commune, toutes les mamans de France, et de leur mettre en mains un guide, un questionnaire qui sous le nom de « *Carnet sanitaire individuel* », leur permettrait de consigner tous les faits concernant l'évolution normale et pathologique de leur enfant.

Voici le plan suivant lequel j'ai pensé qu'on pourrait établir ce « *Carnet* ».

J'ai consacré un premier paragraphe à l'état civil de l'enfant : on y inscrira ses noms, ses prénoms, l'époque précise de la naissance (heure, jour, mois, année) ; l'indication du domicile (n°, rue, commune, département, nationalité).

Le deuxième paragraphe est réservé à tout ce qui concerne la vie intra-utérine.

Considéré à tort, suivant moi, comme un parasite de sa mère, pendant toute cette période qui s'étend de la conception à la naissance, l'enfant, dans le sein de sa mère, n'a pas d'histoire, pour ainsi dire. L'étude de sa santé, de ses maladies, à quelques rares exceptions près, se confond avec celle de sa mère, et cependant la vie réelle de l'enfant ne commence pas à la naissance.

S'il est exact que pendant les neuf mois qu'il passe dans l'utérus, l'enfant participe à peu près intégralement à l'état de santé de sa mère, il ne me semble pas téméraire d'affirmer qu'à partir du moment de la conception, l'enfant possède une individualité indiscutable, faite à la fois de ce que lui a donné et de ce que lui donnera encore sa mère, faite aussi de ce que lui a transmis son père.

Il me suffira de rappeler les faits de syphilis transmise à la mère, jusqu'alors indemne, par le fœtus avarié du fait de son père; les cas non moins prouvés de variole, de coqueluche congénitales, les malformations fœtales, les monstruosités, pour que je puisse affirmer que, dans le sein de sa mère, l'enfant devient malade, souffre et meurt, sans que le plus souvent, on en puisse être averti.

Peut-être suffira-t-il d'appeler sur ce point l'attention des médecins, des accoucheurs surtout et des femmes enceintes, pour qu'on vienne consulter son médecin pour son fœtus tout comme pour son enfant.

Pour assurer une certaine conformité de renseignements, que ceux-ci émanent de la femme elle-même, de son entourage, du médecin ou de la sage-femme, il me semble que ce paragraphe du « *Carnet individuel* » pourrait être appelé à rendre quelque service.

Dans ce paragraphe, on indiquera la date exacte, la durée et la physionomie des dernières règles ; l'époque à laquelle la mère aura perçu pour la première fois les mouvements de son enfant; les résultats des différents examens médicaux, constatant les mensurations exactes de l'utérus à diverses époques; toutes les particularités des bruits du cœur fœtal, leurs modifications; la présentation, la position du fœtus avec leurs variations; l'état des seins, le résultat de l'examen, du toucher; l'examen des urines. Un certain nombre de lignes réservées sous le titre « Observations » permettra au médecin de compléter ces renseignements.

Habituellement, lorsque chez une femme bien portante et dont les règles reviennent régulièrement à date fixe, avec une durée, une abondance toujours la même, on constate une disparition totale, il y a de grandes chances pour qu'il y ait grossesse. L'absence de la menstruation deux fois de suite devient presque une certitude. Il faut bien savoir, néanmoins, que dans certains cas, même en cas de grossesse, les règles peuvent exister; il est exceptionnel dans ces circonstances qu'elles aient la physionomie habituelle : elles varient d'époque, d'abondance et de durée; il sera important d'indiquer ces modifications sur le « *Carnet* » pour établir l'âge exact de la grossesse.

Il est de notion vulgaire que le futur bébé remue à mi-terme, à 4 1/2 mois. C'est vrai pour la grande généralité des cas : mais cette règle comporte de nombreuses exceptions. On a cité des cas où les mouvements actifs du fœtus avaient été perçus par la mère bien plus tôt, à 3 mois, 3 1/2 mois. Lorsqu'une femme a déjà eu plusieurs enfants, elle ne se trompe guère et sait reconnaître les mouvements actifs de son enfant; mais à la première grossesse, il est bien exceptionnel que la future maman se rende compte de l'existence de ces mouvements : c'est qu'en effet, au début, ils sont à peine perceptibles; ils consistent en une sensation de déplacement, de chatouillement léger et superficiel, en tous cas rien qui rappelle ces bonds véritablement désordonnés parfois des derniers mois.

J'attire toute l'attention des mamans sur ces mouvements, dont la cessation, l'amplitude, l'exagération peuvent et doivent correspondre à un état particulier de la santé de l'enfant.

Dans le cas de souffrance et de mort du fœtus, ces mouvements s'affaiblissent et disparaissent peu à peu pour cesser définitivement. Il serait également intéressant de noter quotidiennement les mouvements du fœtus pour se rendre compte s'il existe des alternatives de veille et de sommeil, de vérifier leur durée. On fera bien d'observer si une maladie de la mère détermine quelque particularité de ce côté, de même si les mouvements du fœtus subissent l'influence de certaines modifications des régimes, des habitudes, des fatigues, de l'ingestion de certains médicaments.

Depuis déjà un certain nombre d'années on a commencé à prendre l'habitude de se faire examiner par son médecin, pour faire constater la façon dont l'enfant est placé dans l'utérus : cette pratique, hélas, est loin d'être générale, et il faut insister pour obtenir que ces examens soient régulièrement pratiqués.

Combien d'enfants arrachés à la mort lorsqu'on a pris la précaution d'aller demander à son médecin de vérifier la présentation et la position. Je me rappelle une brave campagnarde qui avait la fâcheuse prédisposition de mettre ses enfants au monde en présentation du siège; elle en avait perdu plusieurs à cause de cela, et avait failli mourir à la suite d'un accouchement de ce genre. J'eus la bonne fortune de la tirer d'affaire et de la convaincre de la nécessité de se faire examiner. Elle eut depuis cet accident deux ou trois enfants encore et elle est venue chaque fois dans mon cabinet quelques semaines avant d'accoucher : chaque fois je remettais les choses en place, et tous ses derniers accouchements se sont passés le plus simplement du monde ; tous les enfants sont nés vivants.

Avant d'obtenir l'augmentation des naissances, tâchons de conserver ceux qui naissent.

La mortalité des enfants due aux présentations vicieuses, et aux lenteurs du travail, est encore beaucoup trop élevée. On n'attendra donc pas la fin de la grossesse pour consulter son médecin ; on réclamera de lui plusieurs examens, dans lesquels il pourra noter le volume de l'utérus par des mensurations pratiquées à des dates déterminées.

Lors de ces différents examens, après avoir indiqué la hauteur de l'utérus, la position, la présentation du fœtus (à cette époque elles ne paraissent guère avoir d'importance, mais qui sait si de ces constatations ne surgira pas quelque nouvelle découverte), on notera l'état du cœur fœtal : le nombre des pulsations a été indiqué comme pouvant faire préjuger du sexe de l'enfant : plus ces pulsations sont lentes plus on aurait de chances d'avoir un garçon ; les pulsations très fréquentes annonceraient une fille.

La multiplicité des observations pourra confirmer ou infirmer cette règle. Le point maximum, le foyer comme on dit, des bruits du cœur fœtal sera indiqué, ainsi que toutes les modifications survenues ; si l'on note en même temps les causes apparentes de ces modifications, on finira par en déduire des règles, et on tâtera le pouls du fœtus comme on tâte celui de l'enfant.

Bien entendu à la fin du septième mois chez les primipares, à la fin du huitième mois chez les autres femmes, on signalera l'engagement de la partie qui se présente ; on cherchera pourquoi cette partie ne s'est pas engagée ; on notera la présentation avec ses modalités, la position avec ses variétés.

Tout ceci a une importance bien plus grande qu'on ne le pense et j'estime que le meilleur moyen d'obtenir des médecins qu'ils fassent ces examens en connaissance de cause, c'est d'en indiquer la nécessité aux mères de famille.

Il ne faudra pas négliger non plus de faire pratiquer l'examen des urines de la future maman ; il sera avantageux, si on peut l'obtenir, de faire faire une analyse complète. Les modifications survenues dans l'état général se retrouvent bien souvent soulignées, expliquées, traduites dans les éléments constitutifs de l'urine ; nul doute qu'on y trouve parfois de précieux renseignements : c'est pourtant un élément absolument négligé, même dans les Maternités les mieux organisées.

En tout cas, il est indispensable qu'on recherche la présence de l'albumine. Cette notion permettra de sauver de nombreuses existences : l'éclampsie chez la mère, et probablement les convulsions chez les nouveau-nés ne reconnaissent pas d'autre cause.

Les lésions placentaires qui infailliblement tuent le fœtus pourront peut-être être évitées par le régime approprié.

La présence du sucre est également utile à dépister.

Le troisième paragraphe est réservé aux particularités de la naissance. On y indiquera la date exacte du début du travail, avec sa physionomie, la durée de la période d'expulsion, la terminaison de l'accouchement et la nature des interventions si elles ont existé.

Il n'échappera à personne que la durée du travail a une grande importance sur la santé de l'enfant : notamment après la rupture de la poche des eaux, et pendant la période d'expulsion : il suffit d'examiner une tête d'enfant nouveau-né d'une primipare qui a accouché cependant normalement, pour se rendre compte que la pression exercée sur les organes contenus dans cette boîte crânienne, peut ne pas être sans inconvénient. J'ai bien souvent réfléchi à ce fait et je me suis demandé s'il ne serait pas sage de faire, de propos délibéré, chez toute primipare, notamment quand l'enfant paraît volumineux, une dilatation préalable avec le Ballon Champetier ; à mon avis, la mère et l'enfant n'y trouveraient que des avantages.

Combien de malheureux enfants voués à l'idiotie, à l'épilepsie, à la surdi-mutité, à la suite des traumatismes subis pendant le travail, pendant la période d'expulsion, même en dehors des interventions les plus simples!

On notera donc soigneusement si l'enfant est né étonné, ou en état de mort apparente; si au contraire il a crié vigoureusement. On sait qu'il est utile de laisser l'enfant profiter des dernières gouttes du sang placentaire et qu'il est préférable de ne lier le cordon qu'après que tout battement a cessé dans le cordon.

Dans un quatrième paragraphe, on inscrira le poids exact et la taille du nouveau-né, en même temps que les particularités, malformations, hernies, etc.

On signalera l'état des annexes, placenta, membranes, cordon ombilical, et en quelques mots la physionomie de la délivrance.

Le cinquième paragraphe est réservé au mode d'alimentation de l'enfant et à son accroissement en poids.

Partageant absolument les idées de mon Maître sur les nourrices mercenaires, j'ai réservé quelques lignes à la nourrice étrangère, parce qu'avant qu'on apprenne à s'en passer, j'estime qu'il est indispensable d'avoir sur son état civil, sur sa santé, des renseignements précis.

J'ai disposé, comme annexe à ce paragraphe, une feuille de pesées, où il sera bon d'inscrire les poids dûment constatés à la fin de chaque semaine ; c'est le seul moyen que nous possédions de nous rendre compte de la bonne assimilation de l'enfant.

Les paragraphes 6,7,8,9 ont été consacrés à la vaccination, à l'époque à laquelle l'enfant a commencé à parler, à marcher.

Le dixième paragraphe concerne la dentition. J'ai fait un tableau où l'on pourra inscrire la date de l'apparition et de la chute de chaque dent.

J'ai pensé qu'il pouvait être utile de consigner dans un onzième paragraphe tout ce qui concernait l'établissement de la puberté. Si ces phénomènes sont bien étudiés et connus chez la petite fille, il n'en est pas de même pour les garçons. En appelant l'attention sur ce point, je suis convaincu qu'on ne tardera pas à réunir une série de phénomènes qui seront d'une précieuse ressource.

Enfin j'ai consacré le douzième paragraphe aux maladies. Il serait à désirer que ces feuillets demeurassent vierges. Mais d'ici longtemps encore nous resterons tributaires du mal : heureux si, grâce aux efforts constants des hommes de bonne volonté, nous sortons victorieux de la lutte avec le maladie !

CARNET SANITAIRE

INDIVIDUEL

I. — Nom et Prénoms de l'Enfant

....

né...... à ....

départ[t] ....

rue .... n° .....

le .... 19........

à............ heure........ du...............................

II. — Particularités de la Vie intra-utérine

Dernières règles le.. 19.....

terminées le .... 19.....

Particularités de ces règles ....

....

Premiers mouvements le .... 19.....

Examen médical le .... 19.....

Présentation................................ Position : ....

Mensuration : 3e mois, ...; 6e mois, ...; 9e mois ....

Bruits du cœur fœtal : Point maximum ....

Nombre des pulsations : .... Caractères ....

Modifications observées pendant la grossesse par le médecin ou

la sage-femme : en date du .... 19.....

relatives : 1° aux bruits du cœur : nombre ....

intensité .... régularité ....

....

2° à la présentation .... 3° à la position ....

4° à la mensuration .... au ...... mois..................

5° autres particularités : ....

Observations : ....

....

....

Examen des urines le .... 19......: sucre ....

albumine .... autres éléments ....

....

Observations ....

....

III. — Particularités de la Naissance

Début du travail le .... 19.... à ...... h. .....
du.......... Durée de la période d'expulsion : .... heures.
Terminaison : .... le .... 19....
à ....h. du ....
L'enfant est né .... par ....
Nature de l'intervention..
Observations ....
....
Délivrance ....
Placenta et membranes ....
Cordon ombilical ....
Temps écoulé entre la naissance et la ligature du cordon :..........
Suites de couches ....
Observations ....
....

IV. — Particularités relatives à l'Enfant

Poids de l'enfant à la naissance : .... grammes.
Taille de l'enfant à la naissance : .... centimètres.
Particularités : ....
....

V. — Mode d'alimentation

L'enfant a été nourri .... par ....
pendant .... mois.
Renseignements concernant la nourrice : noms ....
.... âgée de .... domiciliée
à .... état civil : ....
....

VI. — Vaccinations

1re vaccination le .... 19..... résultat ....

2e vaccination le .... 19..... résultat ....

3e vaccination le .... 19..... résultat ....

Observations : ....

....

VII. — Marche

Date des premiers pas, le .... 19.....

Particularités ....

....

VIII. — Parole

Date des premiers mots, le .... 19.....

Particularités ....

....

IX. — Puberté

Fille. — Date de la 1re apparition des règles : le ....

.... 19.....

Particularités ....

....

Garçon. — Phénomènes observés pouvant être attribués à cet état : ....

....

....

....

X. — Feuille de

Poids	1er Trimestre 150 à 200 gr. par semaine SEMAINES 1 2 3 4 5 6 7 8 9 10 11 12 13	2e Trimestre 100 à 150 gr. par semaine SEMAINES 14 15 16 17 18 19 20 21 22 23 24 25 26
900		
800		
700		
600		
500		
400		
300		
200		
100		
6000		
900		
800		
700		
600		
500		
400		
300		
200		
100		
5000		
900		
800		
700		
600		
500		
400		
300		
200		
100		
4000		
900		
800		
700		
600		
500		
400		
300		
200		
100		
3000		
900		
800		
700		
600		
500		
400		
300		
200		
100		
2000		
900		
800		
700		
600		
500		
400		
300		
200		
100		
1000		

Pesées hebdomadaires

Poids	3e Trimestre 75 à 100 gr. par semaine SEMAINES 27 28 29 30 31 32 33 34 35 36 37 38 39	4e Trimestre 50 à 75 gr. par semaine SEMAINES 40 41 42 43 44 45 46 47 48 49 50 51 52
900		
800		
700		
600		
500		
400		
300		
200		
100		
12 kilog.		
900		
800		
700		
600		
500		
400		
300		
200		
100		
11 kilog.		
900		
800		
700		
600		
500		
400		
300		
200		
100		
10 kilog.		
900		
800		
700		
600		
500		
400		
300		
200		
100		
9000		
900		
800		
700		
600		
500		
400		
300		
200		
100		
8000		
900		
800		
700		
600		
500		
400		
300		
200		
100		
7000		

X. — Feuille de

Poids	1er Trimestre 150 à 200 gr. par semaine SEMAINES 1 2 3 4 5 6 7 8 9 10 11 12 13	2e Trimestre 100 à 150 gr. par semaine SEMAINES 14 15 16 17 18 19 20 21 22 23 24 25 26
900		
800		
700		
600		
500		
400		
300		
200		
100		
6000		
900		
800		
700		
600		
500		
400		
300		
200		
100		
5000		
900		
800		
700		
600		
500		
400		
300		
200		
100		
4000		
900		
800		
700		
600		
500		
400		
300		
200		
100		
3000		
900		
800		
700		
600		
500		
400		
300		
200		
100		
2000		
900		
800		
700		
600		
500		
400		
300		
200		
100		
1000		

Pesées hebdomadaires

Poids	3e Trimestre 75 à 100 gr. par semaine SEMAINES 27 28 29 30 31 32 33 34 35 36 37 38 39	4e Trimestre 50 à 75 gr. par semaine SEMAINES 40 41 42 43 44 45 46 47 48 49 50 51 52
900		
800		
700		
600		
500		
400		
300		
200		
100		
12 kilog.		
900		
800		
700		
600		
500		
400		
300		
200		
100		
11 kilog.		
900		
800		
700		
600		
500		
400		
300		
200		
100		
10 kilog.		
900		
800		
700		
600		
500		
400		
300		
200		
100		
9000		
900		
800		
700		
600		
500		
400		
300		
200		
100		
8000		
900		
800		
700		
600		
500		
400		
300		
200		
100		
7000		

XI. — 1° Dentition transitoire

Date de la sortie				Date de la chute
le	1	médianes / médianes	1	le ....
le	2	INFÉRIEURES	2	le ....
....	3	latérales / latérales	3	....
....	4	**Incisives**	4	....
....	1	médianes / médianes	1	....
....	2	SUPÉRIEURES	2	....
....	3	latérales / latérales	3	....
....	4		4	....
....	1	inférieures / inférieures	1	....
....	2	**Premières petites molaires**	2	....
....	1	supérieures / supérieures	1	....
....	2		2	....
....	1	inférieures / inférieures	1	....
....	2	**Canines**	2	....
....	1	supérieures / supérieures	1	....
....	2		2	....
....	1	inférieures / inférieures	1	....
....	2	**Deuxièmes petites molaires**	2	....
....	1	supérieures / supérieures	1	....
....	2		2	....

2° Dentition permanente

Date de la sortie					Date de la chute
le..........................	1	inférieures	inférieures	1	le..........................
le..........................	2			2	le..........................
		Premières grosses molaires			
....	1	supérieures	supérieures	1	....
....	2			2	....
....	1	médianes	médianes	1	....
....	2			2	....
		INFÉRIEURES			
....	3	latérales	latérales	3	....
....	4			4	....
		Incisives			
....	1	médianes	médianes	1	....
....	2			2	....
		SUPÉRIEURES			
....	3	latérales	latérales	3	....
....	4			4	....
....	1	inférieures	inférieures	1	....
....	2			2	....
		Premières petites molaires			
....	1	supérieures	supérieures	1	....
....	2			2	....
....	1	inférieures	inférieures	1	....
....	2			2	....
		Deuxièmes **petites molaires**			
....	1	supérieures	supérieures	1	....
....	2			2	....
....	1	inférieures	inférieures	1	....
....	2			2	....
		Canines			
....	1	supérieures	supérieures	1	....
....	2			2	....
....	1	inférieures	inférieures	1	....
....	2			2	....
		Deuxièmes **grosses molaires**			
....	1	supérieures	supérieures	1	....
....	2			2	....
....	1	inférieures	inférieures	1	....
....	2			2	....
		Dents de sagesse			
....	1	supérieures	supérieures	1	....
....	2			2	....

XII. — Maladies

Nom de la maladie : ....

Date du début : le .... 19....

Date de la terminaison : le .... 19....

HISTOIRE DE LA MALADIE

Principaux symptômes : ....

....

....

....

....

....

....

....

....

....

....

Traitement : ....

....

....

....

Analyse d'urines : ....

....

....

Feuille de température

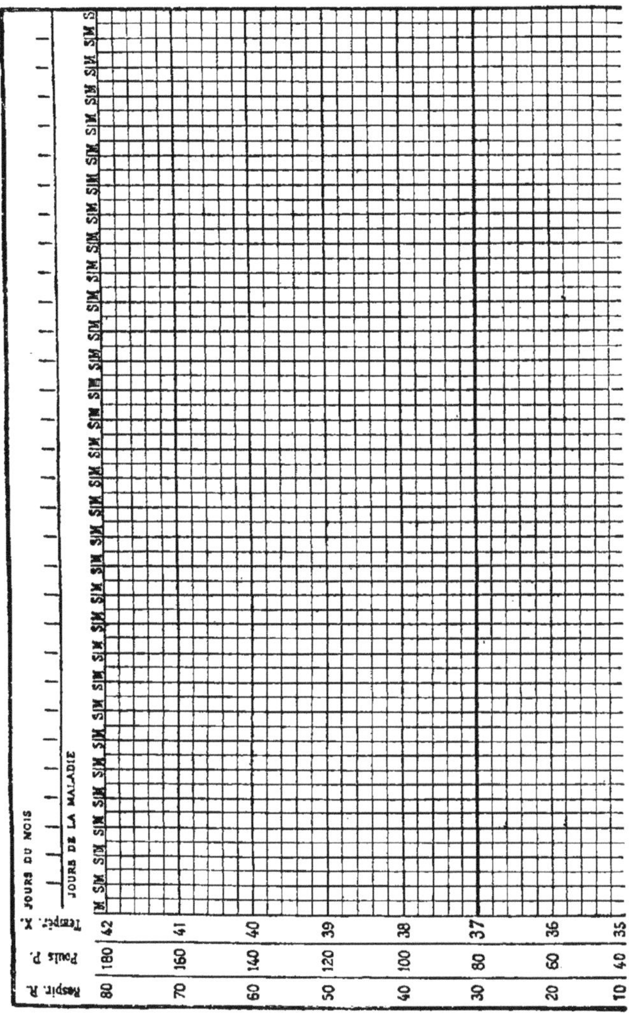

XII. — Maladies

Nom de la maladie : ....

Date du début : le .... 19.....

Date de la terminaison : le .... 19.....

HISTOIRE DE LA MALADIE

Principaux symptômes : ....

....

....

....

....

....

....

....

....

....

....

Traitement : ....

....

....

....

Analyse d'urines : ....

....

....

Feuille de température

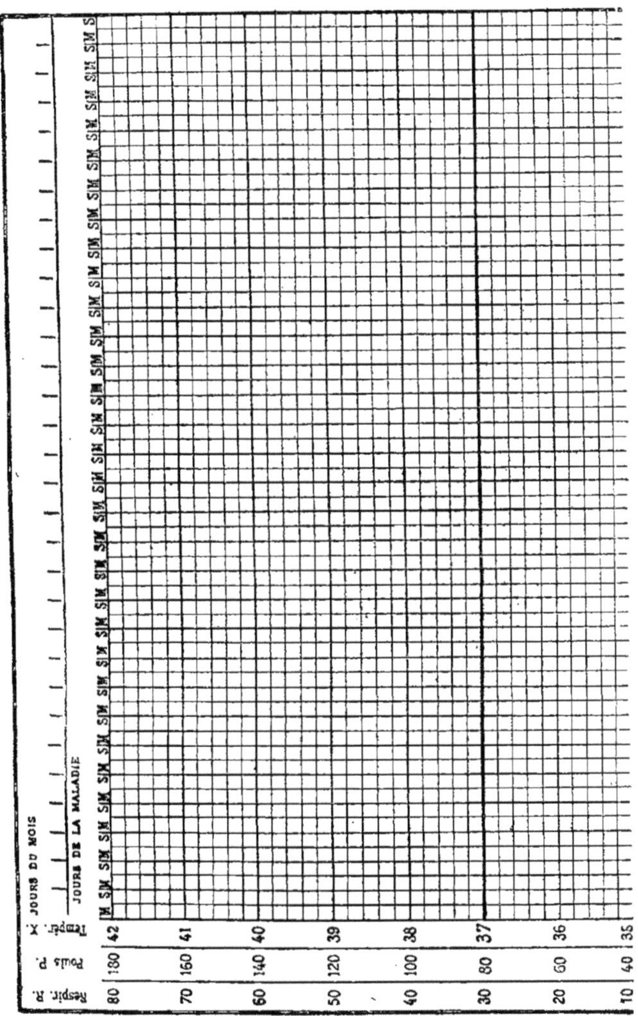

XII. — Maladies

Nom de la maladie : ....

Date du début : le .... 19.....

Date de la terminaison : le .... 19.....

HISTOIRE DE LA MALADIE

Principaux symptômes : ....

....

....

....

....

....

....

....

....

....

....

Traitement : ....

....

....

....

Analyse d'urines : ....

....

....

Feuille de température

JOURS DU MOIS

JOURS DE LA MALADIE

M S M S ...

Tempér. T. 42 41 40 39 38 37 36 35

Pouls P. 180 160 140 120 100 80 60 40

Respir. R. 80 70 60 50 40 30 20 10

XII. — Maladies

Nom de la maladie : ....

Date du début : le .... 19.....

Date de la terminaison : le .... 19.....

HISTOIRE DE LA MALADIE

Principaux symptômes : ....

....

....

....

....

....

....

....

....

....

....

Traitement : ....

....

....

....

Analyse d'urines : ....

....

....

Feuille de température

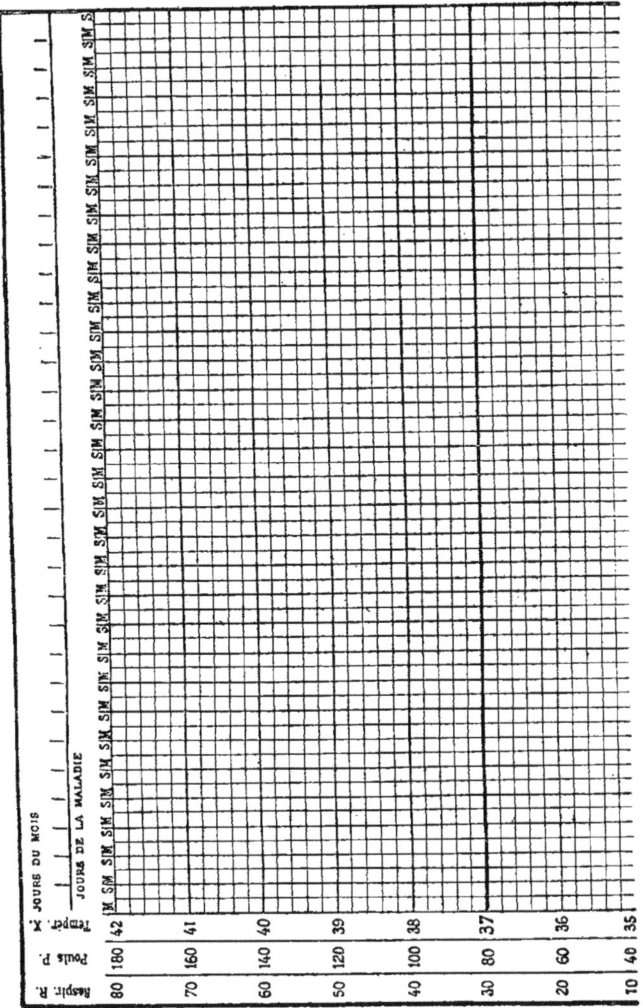

XII. — Maladies

Nom de la maladie : ....

Date du début : le .... 19.....

Date de la terminaison : le .... 19.....

HISTOIRE DE LA MALADIE

Principaux symptômes : ....

....

....

....

....

....

....

....

....

....

....

Traitement : ....

....

....

....

Analyse d'urines : ....

....

....

Feuille de température

Respir. R.	Pouls P.	Tempér. X
80	180	42
70	160	41
60	140	40
50	120	39
40	100	38
30	80	37
20	60	36
10	40	35

JOURS DU MOIS

JOURS DE LA MALADIE

M S M S M S M S M S M S M S M S M S M S M S M S M S M S M S M S M S M S M S M S M S M S M S M S M S

XII. — Maladies

Nom de la maladie : ....

Date du début : le .... 19.....

Date de la terminaison : le .... 19.....

HISTOIRE DE LA MALADIE

Principaux symptômes : ....

....

....

....

....

....

....

....

....

....

....

Traitement : ....

....

....

....

Analyse d'urines : ....

....

....

Feuille de température

Respir. R.	Pouls P	Temper. K.
80	180	42
70	160	41
60	140	40
50	120	39
40	100	38
30	80	37
20	60	36
10	40	35

JOURS DU MOIS

JOURS DE LA MALADIE

S M S M S M S M S M S M S M S M S M S M S M S M S M S M S M S M S M S M S M S M S M

TABLE DES MATIÈRES

Braine-le-Comte (Belgique). — Imprimerie ZECH ET FILS.

www.ingramcontent.com/pod-product-compliance
Ingram Content Group UK Ltd.
Pitfield, Milton Keynes, MK11 3LW, UK
UKHW020208250726
13967UKWH00003B/1340